Latina y su Cuidado Facial

Guía para una Piel Hermosa y Saludable

Catalina Charpentier B.

ISBN: 978-1-961176-06-5 (eBook)

ISBN: 978-1-961176-07-2 (Paperback)

ISBN: 978-1-961176-08-9 (Hardback)

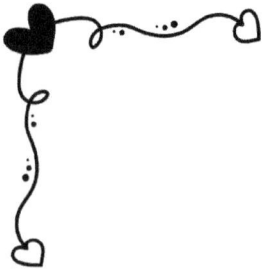

PARA TI

EXTRACTOS NATURALES

Hazlo tu mismo de forma
facil para agregar a tus
cosmeticos

CATALIANA CHARPENTIER B.

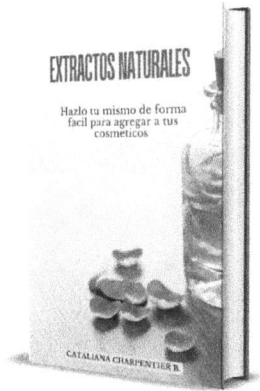

DESCARGALO TOTALMENTE GRATIS

Aprende a hacer extractos naturales
paso a paso para anadir a tus
productos cosmeticos

www.artemixbeauty.com

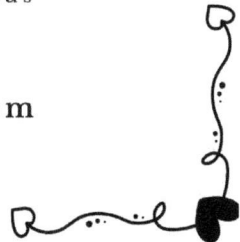

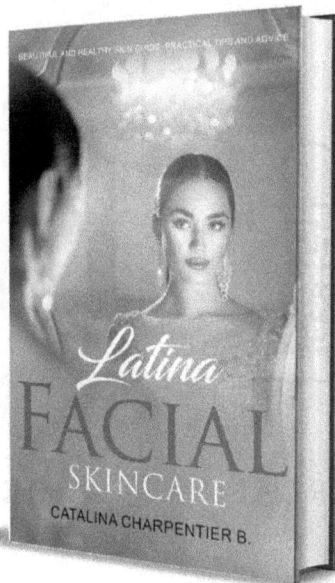

BEAUTIFUL AND HEALTHY SKIN GUIDE: PRACTICAL TIPS AND ADVICE

Latina
FACIAL
SKINCARE
CATALINA CHARPENTIER B.

Discover the secrets to looking spectacular on each page. Learn about skincare, product choice, and the best supplements to rejuvenate your face.

Contents

Introducción

La piel de nosotras las mujeres latinas, a diferencia de una piel muy blanca, no desarrolla líneas de expresión fácilmente. Dicho esto, es relativamente sencillo calcular la edad biológica de nuestra piel por su calidad, la presencia de manchas, la apariencia del contorno de los ojos y la pérdida de volumen en el rostro.

La expresión "Esa persona no envejece porque hizo un pacto con el diablo" era muy familiar durante mis años de juventud. A lo largo de estos años entendí que mantener una piel joven no depende de la edad ni de los pactos demoníacos. Depende de saber identificar correctamente tu tono, tipo de piel y adquirir hábitos adecuados de cuidado de acuerdo con tus necesidades específicas.

Primero, es importante que tengas en cuenta que el cuidado de la piel es un viaje, no el destino que se convierte en una tarea que forma parte de tu lista de pendientes. ¡Piénsalo! En unos años tu piel mostrará cómo fue tratada hoy. El buen cuidado de la piel es un viaje hacia la conciencia y el secreto detrás de una tez sin edad, debes tener presente que las primeras buenas impresiones comienzan con tener una cara sana, especialmente dentro de nuestra cultura, ya que el rostro es lo primero que las personas notan cuando interactúan contigo. Lo que revela nuestra piel puede tener un impacto positivo en nuestras relaciones, pero esto no significa que debamos dejar de lado nuestros valores y personalidad. Tener un rostro sano es un aliado que puede ayudar a fortalecer tu confianza.

En estas páginas descubrirás información basada en mi experiencia como Dermacosmiatra e investigadora. Te daré las herramientas necesarias para lograr una piel sana y declarar la guerra al acné, manchas, ojeras, dermatitis, cicatrices, fotoenvejecimiento y otras imperfecciones. Te proporcionaré soluciones efectivas para nuestro tipo de piel latina, con mucha información valiosa sobre los protocolos de cuidado y mantenimiento de acuerdo con tu tipo de piel, además de los criterios para seleccionar productos amantes de la piel, incluso compartiré una guía sobre los mejores suplementos que complementarán el cuidado y rejuvenecimiento de tu rostro. ¡Te lo diré todo!

Nunca es demasiado tarde para comenzar a cuidar tu piel de la manera correcta. Recuerdo que cumplí 35 años cuando noté que la piel de mi cara había cambiado, mi cara ya no tenía un color uniforme o el brillo de una piel hidratada, las manchas oscuras y la pérdida de volumen alrededor de mis ojos le dieron a mi rostro un aspecto cansado. Mis líneas de expresión se resaltaban prominentemente cuando salía al sol o me reía, así que empecé mi búsqueda con el firme objetivo de descubrir cómo cuidar mi delicada piel y revertir todo el daño.

El envejecimiento de nuestra cara es inevitable, sin embargo, descubrí que hay varias cosas que podemos hacer para mejorar y ralentizar su proceso, vernos más jóvenes y sentirnos bien. Este nuevo conocimiento me motivó a formarme profesionalmente en dermocosmiatría con el fin de desarrollar habilidades para identificar y tratar ciertas lesiones, limpiar profundamente la piel y rejuvenecer el rostro.

Poco a poco este propósito que nacido de una necesidad personal se convirtió en una pasión. A medida que adquirí conocimientos sobre el cuidado de la piel y el rejuvenecimiento facial, descubrí un mundo increíble en torno al funcionamiento de la química cosmética sobre nuestra piel, los buenos hábitos de su cuidado y el desarrollo de fórmulas hipoalergénicas para su uso en la estética profesional; una experiencia que me ayudó a fundar el Centro Estético Bie Sante en Ecuador con su propia línea cosmética y más de 25 productos en el mercado.

Actualmente, es muy fácil encontrar una amplia información y recomendaciones comerciales relacionadas con el cuidado de la piel y el uso de productos, muchas fuentes de información ya sean formales o informales, pueden ser confusas si no eres un profesional capacitado. Uno de los errores más comunes que cometemos es seleccionar un régimen de cuidado de la piel que no es el adecuado para nosotros, causando inadvertidamente daños en tu piel, la perdida de tiempo y dinero. Hay muchas verdades a medias y desinformación cuando se trata del cuidado de la piel, una de ellas es el mito de que no necesitamos protector solar durante el invierno, basándose en la idea de que es menos probable que el sol cause quemaduras solares durante esos meses y que, por lo tanto, no es necesario el uso de un protector solar, sin tener presente que los rayos ultravioletas siempre están ahí. No importa si el sol no es intenso, si no te proteges y estás expuesta durante un tiempo prolongado, igual tu piel será afectada dando lugar a la aparición de arrugas y manchas. Debemos tener en cuenta que cada persona tiene una piel diferente, además de las características del grupo étnico y la genética: tu estilo de vida, tienen una gran influencia en el estado general de tu piel. Si bien hay mucha información por ahí, la mayor parte está relegada a la solución de problemas y no al tratamiento de las causas.

Ante la creciente necesidad de información confiable sobre el cuidado de la piel, Artemix Beauty nació en los Estados Unidos con la misión de brindarte las herramientas necesarias para cuidar adecuadamente tu rostro. La piel de origen latino tiene ciertas fortalezas y debilidades, y nos hemos especializado en el desarrollo e investigación de productos y servicios para las pieles con características específicas. A través de programas individualizados de cuidado de la piel, la democratización del conocimiento y libros llenos de información práctica, queremos empoderarte para que pongas en frente tu mejor carta de presentación.

Viaja conmigo mientras descubrimos los secretos para mantener tu piel hermosa de manera simple y práctica.

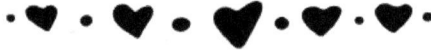

· ♥ · ♥ · ♥ · ♥ · ♥ ·

1
Tonos de Pieles Latinas

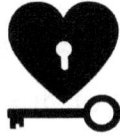

El cuidado de tu rostro requiere algo más que ponerse un poco de crema hidratante y esperar mila-
gros. Una buena rutina de cuidado de la piel ayuda a
mantenerla hermosa y nutrida en los años venideros.
En un mercado inundado de productos para el cuidado
de la piel, puede ser increíblemente difícil seleccionar el
régimen adecuado para tu tipo. El uso de formulaciones
incorrectas puede dar a tu rostro una apariencia seca,
escamosa y opaca o incluso desencadenar el desarrollo
de erupciones cutáneas y acné. Tener una mejor comprensión de la evolución del color de la piel es un primer
paso crucial en la selección de los productos adecuados.

El pensamiento dominante en la investigación indica un
cambio importante en la fisiología humana temprana
hace unos dos millones de años. Los primeros hombres
se aventuraron desde los bosques hasta la sabana de
África Oriental, donde tuvieron que hacer frente a una

mayor exposición al sol. Los primeros humanos desarrollaron más glándulas sudoríparas y a través de milenios de selección natural, el cuerpo humano evolucionó de modo que cada humano ahora posee aproximadamente dos millones de glándulas sudoríparas repartidas por todo el cuerpo (Kirchweger, 2001). El aumento de la producción de sudor ayudó a nuestros antepasados a sobrellevar mejor el duro sol africano, con una advertencia. La piel sin pelo se seca más rápido y es vulnerable al daño, especialmente por la luz solar.

Los investigadores han asumido durante mucho tiempo que la melanina, que da color a nuestra piel, absorbe la luz ultravioleta, pero ¿Por qué la melanina absorbe la luz ultravioleta? Resulta que la luz ultravioleta tiene un efecto perjudicial sobre el folato, también conocido como ácido fólico o vitamina B9. El folato juega un papel crucial durante el embarazo en el desarrollo embrionario. Una hora de exposición a la luz solar intensa es suficiente para reducir significativamente los niveles de folato en individuos de piel clara (Jablonski, 1999), lo que puede conducir a un desarrollo fetal anormal.

El bioquímico W. Farnsworth Loomis sugirió que el color de la piel y la necesidad de vitamina D están vinculados. Loomis sugirió que las personas que viven en el norte, donde la luz del día es débil, desarrollaron la piel clara para ayudar de mejor forma a la producción de vitamina D, mientras que las personas en los trópicos desarrollaron tonos de piel más oscuros para prevenir la sobreproducción de la vitamina (Loomis, 1967).

Si observamos los hallazgos hasta ahora, apuntan a una cosa: la protección. Hasta la década de 1980, los investigadores solo podían adivinar cuánta radiación ultravioleta realmente llegaba a la Tierra, pero la NASA ayudó a cambiar las cosas. A finales de los años 70, la agencia espacial lanzó el Espectrómetro de Mapeo de Ozono Total para determinar cuánta radiación solar llegó a la Tierra. Los resultados dieron a los investigadores una nueva visión del misterio del color de la piel, ellos encontraron que el color de la piel es una adaptación a niveles más altos de exposición ultravioleta (Jablonski & Chaplin, 2013). Resulta que las personas que viven en los trópicos han desarrollado un tono de piel más oscuro para proteger las reservas de folato de su cuerpo, mientras que las personas que viven en el extremo norte desarrollaron una piel clara para beber a la luz del sol y para facilitar la producción de vitamina D. ¡El cuerpo humano es realmente fascinante!

· ❤ · ❤ · ❤ · ❤ · ❤ ·

Comprende tu Tono de Piel

Como latinas, nuestra piel es bastante especial. Nos bronceamos fácilmente y las arrugas tardan más en aparecer en comparación con las mujeres de piel muy clara. Todo esto es gracias a los niveles más altos de melanina. El profesor y dermatólogo de Harvard, el Dr. Thomas Fitzpatrick, reconoció que la capacidad de bronceado de la piel difería significativamente entre los individuos. En consecuencia, la piel se clasificó en seis fototipos y nació la Escala de Fitzpatrick. Explicaré los diferentes tipos de piel a continuación.

- **Tipo I**

El albinismo a menudo se asocia con este tipo. Las personas con piel tipo I son bellamente pálidas, pero pueden quemarse fácilmente bajo el sol, por lo general no pueden broncearse y deben usar para protegerse un factor de protección solar (SPF) de 75 o mayor. Entre los pueblos nórdicos y celtas se puede encontrar comúnmente este tipo de piel, al que le complementa un cabello bastante rojo o rubio con ojos azules y pecas.

- **Tipo II**

Comúnmente conocido como "caucásico", este tipo de piel es de color bastante claro. Las personas con piel tipo II suelen tener el cabello rubio y ojos azules, verdes o color avellana. Se queman fácilmente al sol, pero pueden llegar a broncearse lentamente, sin embargo, ¡el bronceado es difícil de notar en la mayoría de los casos! Las personas con este tipo de piel necesitan usar protector solar con un SPF de 50 o mayor.

- **Tipo III**

Procedente de razas centroeuropeas, este tipo de piel puede variar desde deliciosos tonos oliva hasta tonos amarillentos, las personas que entran en esta clasificación suelen tener el cabello castaño claro con ojos verdes o marrones. Durante el invierno, la piel tipo III tiende a adoptar un tono más claro, pero puede broncearse fácilmente con algo de exposición al sol y solo necesitan una protección moderada, en la mayoría de los casos, el uso de un SPF de 35 a 50 será suficiente.

- **Tipo IV**

Este tipo de piel está ligada a las razas mediterránea y americana. Las personas con piel tipo IV generalmente tienen piel marrón clara con cabello castaño y ojos marrones, su piel es resistente a las quemaduras solares y adopta deliciosos tonos dorados con facilidad. Solo necesitará un SPF de 15 a 35 para protegerse del sol.

- **Tipo V**

Vinculado en su mayoría a las razas de Oriente Medio, Asia y Latinas, este tipo de piel puede variar desde marrón oscuro hasta un tono caramelo dorado, se broncean rápidamente y rara vez se queman, solo necesitará un SPF 15 para protegerse.

- **Tipo VI**

Vinculado a razas afroamericanas y africanas, este tipo de piel tiene una multitud de hermosos tonos oscuros que varían de marrones profundos a casi negros, acompañados de penetrantes ojos y cabello oscuros. Este tipo de piel es la más resistente contra las quemaduras solares y se broncean con tan solo una lamida de luz solar.

Clasificación de la piel latina

La piel latina es bellamente diversa, sus tipos predominantes son III, IV y V en la escala de Fitzpatrick. ¡La piel latina siempre luce espectacular! Todos los tonos moca, deliciosos bronces, miel sutil y muchos tonos intermedios definen su belleza. Compartiré algunas razones más por las que deberías amar la piel en la que te encuentras:

- No desarrollamos líneas de expresión fácilmente. Este es especialmente el caso de los tonos de piel medios a oscuros. Esto se debe a que hay un movimiento muscular mínimo alrededor de los ojos, entre las cejas y en la frente ("Características faciales autoinformadas asociadas con el envejecimiento en una muestra diversa de hombres y mujeres de una encuesta de panel multinacional basada en la web", 2015). Menos movimiento muscular minimiza las arrugas y esta particular característica, también es compartida entre las personas con un tipo de piel VI.

- Mejor protección solar. Las latinas con tonos de piel más oscuros están mejor protegidas contra el daño de los rayos ultravioleta que los tipos de piel más claros. La melanina en nuestra piel significa una mejor protección. Ese protector solar incorporado significa que nuestra piel brillará con juventud en los próximos años. ¡Es por lo que Salma Hayek, Eva Longoria y Jennifer López pueden presumir el aspecto de diosa eterna!

- La sequedad no es un problema. Nuestra piel es un poco más grasa, ¡pero esto no es un problema! El aceite (más específicamente el sebo) es una crema hidratante natural que mantiene la piel suave y flexible.

Descubre tu color de piel

A veces puede ser difícil determinar dónde cae tu tono de piel en la escala de Fitzpatrick, pero estas preguntas sencillas a continuación te ayudarán a revelar esa gran incógnita, todo lo que necesita hacer es responder honestamente y realizar un seguimiento de sus respuestas.

- **¿Cuál es tu color de cabello original?**

A – Rubio claro o rojo.

B – Rubio medio o rubio oscuro.

C – Marrón claro.

D – Marrón medio.

E – Marrón oscuro.

F – Negro.

- **¿El color de tus ojos son?**

A – Azul claro, verde claro, gris claro.

B – Azul oscuro, gris oscuro, verde oscuro.

C – Marrón claro o marrón verdoso.

D – Marrón medio.

E – Marrón oscuro.

F – Negro (marrón muy oscuro).

- **¿De qué color es tu piel antes de tomar el sol?**

A – Piel muy clara, rosada, rojiza.

B – Piel clara, entre clara y beige.

C – Moderadamente clara en invierno y bronceada clara en verano.

D – Marrón clara con rastros de oliva.

E – Marrón.

F – Marrón oscura.

- **¿Alguna peca?**

A – Tengo abundantes pecas desde muy joven.

B – Hay bastantes pecas presentes.

C – Tengo algunas pecas.

D – Tengo unas cuantas.

E – Algunas que han aparecido con la edad.

F – Ninguna.

- **¿Que hace la luz del sol en tu piel?**

A – Me pongo roja súper rápido, sin dejar un bronceado.

B – Me quemo fácilmente, pero puedo broncearme muy levemente.

C – Obtengo un bonito bronceado después de quemarme.

D – Me bronceo muy bien y casi no me quemo con el sol.

E – Me bronceo fácilmente en poco tiempo.

F – Un mínimo de luz solar es suficiente para darle a mi piel un bronceado envidiable.

Cuenta tus respuestas. Si tus respuestas fueron predominantemente A, tu piel pertenece al Tipo I, si la mayoría fueron B eres de piel Tipo II, si las respuestas C sonaron verdaderas para ti, tu piel pertenece al Tipo III, si tus respuestas fueron predominantemente las letras D están vinculadas a la piel Tipo IV, la mayoría de las E son de Tipo V y por último, las respuestas predominantemente F están vinculadas a la piel Tipo VI.

El Factor de Protección Solar (SPF)

Ahora que ya conoces donde cae tu tipo de piel en la Escala de Fitzpatrick, debes protegerla de los rayos dañinos del sol. ¿De qué forma? ¡Con el típico protector solar! Con tantos productos disponibles, elegir el adecuado puede ser una tarea difícil. Afortunadamente, con un poco de conocimiento serás una experta, así que desmitifiquemos los productos de protección solar de una vez por todas.

Las etiquetas de los productos contienen una gran cantidad de información, los productos de protección solar deben tener un número impreso, a este número se lo conoce como el SPF e indica el nivel de protección que ofrece el producto. La etiqueta también debe indicar si el producto es de espectro ancho o no. El número de SPF varía de 15 (que es bajo) a más de 50 (que ofrece la máxima protección).

El SPF es una medida científica, que indica en cuánto se reduce el riesgo de daño a tu piel por exposición solar si se usa un protector con la numeración apropiada (McGill, 2018). La atención se centra en el tiempo que tardan los rayos UVB en penetrar a través del protector solar para enrojecer la piel. Este número se divide por el tiempo que tarda la piel en ponerse roja sin protector solar, repitiendo un número de SPF. Estos cálculos se basan en una cantidad muy específica de producto que se aplica a la piel. Se aplican dos miligramos de producto por cada centímetro cuadrado de la superficie de la piel para determinar el número de SPF. Si se tarda 15 veces más en quemar la piel con protector solar que sin él, tienes SPF 15.

Muchos asumen erróneamente que cuanto más alto es el SPF, más tiempo se pueden exponer al sol y esto no es del todo cierto, también existen otras variables que pueden influir en el nivel de protección que proporciona el protector solar como las condiciones climáticas, el tipo de piel, el método de aplicación e incluso la hora del día pueden desempeñar un papel importante. La mayoría de las personas normalmente usan muy poco protector solar, de igual forma, tampoco consideran el volver a aplicar el producto cada dos horas, ya que, pasado ese espacio, el efecto de bloqueo desaparece. Si vas a nadar, deberás volver a aplicar el protector solar con más frecuencia. El SPF también indica el porcentaje de rayos UV que están bloqueados, tal es el caso que un SPF 15 bloquea el 93% de todos los rayos UVB, mientras que el SPF 50 bloquea el 98%. No todos los rayos UV hacen que la piel se vuelva roja, los rayos UVA pueden provocar fotoenvejecimiento, es decir daños en la piel relacionados con el envejecimiento prematuro y la combinación de los rayos UVA y UVB son los culpables del cáncer de piel, por lo que debemos proteger nuestra piel contra ambos. Aquí es donde debemos inspeccionar las etiquetas cuidadosamente, porque no todos los protectores solares nos protegen del daño de los rayos UVA. Por eso es vital buscar un protector solar que indique que ofrece protección de amplio espectro o de espectro completo.

Uso del protector solar

Ahora que tenemos una mejor comprensión del protector solar, compartiré algunos consejos sobre cómo obtener la máxima protección de tu producto.

- Mencioné que la mayoría de las personas usan muy poco protector solar. En general, una onza es suficiente para una sola aplicación en el tamaño corporal promedio. ¡No olvides volver a aplicar después de dos horas!

- No confíes solo en el protector solar. Los sombreros, las gafas de sol y la ropa de manga larga pueden ayudar a limitar tu exposición a la luz UV. ¡Estos artículos no tienen que ser monótonos! Hay muchas opciones sexys y de moda que proporcionarán una protección adecuada contra el sol.

- El sol es más potente entre las 10:00 y las 16:00 horas, evita exponerte durante estas horas. La exposición al sol durante las horas del mediodía es aproximadamente cuatro veces más intensa. (FDA, 2018).

- Aplica tu protector solar 15 minutos antes de aventurarte al sol, si vas a nadar, vuelve a aplicar el producto cada 40 minutos.

- Usa un protector solar impermeable cuando planees disfrutar de actividades acuáticas.

- Las lociones, cremas, aerosoles, mousses y geles tienen diferentes volúmenes de aplicación. Revisa la etiqueta para asegurarte de que te estás aplicando la cantidad adecuada.

- Seguirás necesitando protector solar incluso si

evitas la luz solar directa. Los rayos UV se reflejan cuando golpean la nieve, el metal y algunas otras superficies. En otras palabras, incluso si te escondes debajo de la sombra o una sombrilla de playa, todavía estás expuesto a los rayos UV y necesitarás protector solar.

- Elije el SPF adecuado para tu piel. Una piel más clara necesita un SPF más alto.

- ¿Planeas salir a correr o sudar? No olvides volver a aplicar tu protector solar con más frecuencia. El sudor y el roce de la ropa pueden eliminar esa barrera protectora más rápido de tu piel, dejándola desprotegida.

Comprender el indice UV

Una herramienta que puede ayudarnos a mitigar un poco más el riesgo de exposición excesiva al sol es el Índice UV (UVI), este fue desarrollado como parte de un esfuerzo internacional de la OMS, el Programa de las Naciones Unidas para el Medio Ambiente y la Organización Meteorológica Mundial (World Health Organization, s.f.). Esta herramienta educativa fue diseñada para reducir nuestro riesgo de desarrollar cáncer de piel, pero requiere que seamos proactivos.

Muchas personas planifican sus actividades de acuerdo con el pronóstico del tiempo, tomando especial nota de la temperatura y condiciones climáticas, sin embargo, el conocimiento del UVI nos da una estimación con base en números para conocer los niveles de intensidad de radiación que se definen de la siguiente manera:

- Cero a dos: Es seguro estar afuera.

- De tres a siete: Usa protector solar y evita el sol del mediodía. Si tienes que salir a la calle, busca sombra siempre que sea posible.

- Ocho: No salgas a la calle. La exposición a los rayos UV está en su punto más alto. El protector solar y un sombrero no son negociables. Protégete tanto como sea posible y busca la sombra siempre que puedas.

Los niveles de UV pueden variar considerablemente de un lugar a otro. La hora del día también es importante tener en cuenta. Si te encanta viajar, hazte un favor y echa un vistazo al Índice UV antes de explorar tu nuevo destino. A menudo subestimamos el daño que el sol puede hacer a nuestra piel cuando estamos de vacaciones.

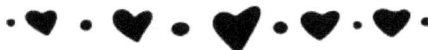

· ♥ · ♥ · ♥ · ♥ · ♥ ·

Piel Oscura y Cáncer

Dejemos las cosas claras: todo el mundo puede desarrollar potencialmente cáncer de melanoma. Sí, existe una relación entre la melanina y el cáncer de piel. Cuanto más clara sea tu piel, mayor será tu riesgo. La investigación indica que las probabilidades de que los hispanos contraigan la afección son de una en 167, o 0.6% (American Cancer Society, 2022). En general, el riesgo de melanoma aumenta con la edad, pero ocurre con mayor frecuencia en mujeres menores de 50 años, ya que estas mujeres son más propensas a usar camas de bronceado y acostarse al sol con mayor frecuencia. La triste realidad es que las mujeres menores de 30 años siguen siendo uno de los grupos de edad más afectados y el riesgo solo continúa aumentando con la edad. Todas esas horas al sol no le están haciendo ningún favor a tu salud.

Existe la creencia en la cultura hispana de que no tenemos que preocuparnos por el cáncer de piel. Lo hemos escuchado de nuestros padres y abuelos y aunque el riesgo es estadísticamente menor que en los caucásicos, sigue siendo un peligro muy real y presente. Las familias latinas enfrentan barreras significativas, siendo el acceso a la atención médica y un seguro adecuado los mayores obstáculos. ¡Esto es significativo! Los hispanos a menudo descubren que tienen cáncer en una etapa muy tardía, lo que contribuye a una tasa de mortalidad mucho más alta. Solo el 77% de los hispanos sobreviven cinco años después de su diagnóstico (American Cancer Society, s.f.).

El riesgo de contraer melanoma es menor para los hispanos que para los caucásicos, pero todavía existe un riesgo significante. Se estima que hasta la mitad de los estadounidenses que viven hasta los 65 años tendrán cáncer de piel al menos una vez en su vida (Borve, 2017).

Factores de riesgo

La detección temprana es un ingrediente clave para vencer al melanoma, pero otros factores de riesgo entran en juego. Un factor de riesgo aumenta la probabilidad de desarrollar una enfermedad y aunque podemos controlar algunos factores de riesgo (como la exposición excesiva a la luz solar), otros factores (como los antecedentes familiares) no se pueden cambiar. ¡Tener varios factores de riesgo no significa que el melanoma esté garantizado para desarrollarse! Es una realidad también de que existen muchas personas con factores de riesgo y nunca llegan a desarrollar la enfermedad (American Cancer Society, 2019). Conocer los factores de riesgo te ayudará a tomar las medidas necesarias para reducir el desarrollo de la enfermedad.

- Exposición a la luz UV. Los cánceres de piel

son causados principalmente por los rayos UV. Aparte de la luz solar, hay fuentes artificiales de radiación UV de las que debemos tener cuidado. Las camas de bronceado y las lámparas solares son dos fuentes artificiales de radiación UV. La radiación UV es dañina porque afecta el ADN dentro de nuestras células de la piel. Estamos en riesgo de desarrollar cáncer de piel cuando las áreas que controlan el crecimiento y la división celular están dañadas.

- Lunares. La mayoría de los lunares son inofensivos, pero tendrás que vigilarlos si tienes muchos. Las personas que tienen muchos lunares se asocian con un mayor riesgo de desarrollar melanoma. Debes estar atenta a los lunares atípicos, por lo general son más grandes que otros y son inusuales en forma o color. Los lunares pueden aparecer en cualquier parte del cuerpo y a menudo son hereditarios. Si bien las posibilidades de que un lunar en particular se convierta en cáncer son bajas, las personas con muchos lunares atípicos tienen un mayor riesgo y deberán ser examinados regularmente.

- Ser caucásico. Los caucásicos tienen un riesgo significativamente mayor de desarrollar cáncer de piel que otras personas. Los caucásicos con cabello rubio o rojo natural que se queman o desarrollan pecas fácilmente tienen un riesgo aún mayor.

• Historia familiar. Los antecedentes familiares juegan un papel en aproximadamente una décima parte de los casos de melanoma. Cuando nuestros padres, hermanos o hijos (parientes de primer grado) desarrollan la afección, nuestro riesgo aumenta significativamente. Esta es la razón por la que la mayoría de los expertos aconsejarían a las personas con antecedentes familiares de melanoma que se realicen exámenes regulares de la piel. Los autoexámenes mensuales, la protección solar adecuada y el evitar fuentes de radiación UV (como las camas de bronceado) son formas simples y efectivas de reducir el riesgo.

• Historia personal. Alguien que ha tenido melanoma u otros tipos de cáncer de piel tiene un mayor riesgo de desarrollar la enfermedad.

• Sistema inmunológico débil. Tu sistema inmunológico hace más que ayudarte a sanar un resfriado común. Nuestro sistema inmunológico es realmente maravilloso y puede combatir los tipos de cáncer en la piel y en los distintos órganos. Las personas que están inmunocomprometidas o tienen sistemas inmunológicos debilitados caen en un mayor riesgo y serán más propensas a desarrollar cáncer de piel.

- Envejecimiento y género. El riesgo de desarrollar melanoma es naturalmente mayor para las personas mayores, pero también puede afectar a las personas más jóvenes. De hecho, las mujeres menores de 50 años son en realidad más propensas a desarrollar la enfermedad, presumiblemente porque las mujeres más jóvenes pasarán más tiempo bronceando su piel en la playa o en camas de bronceado. Después de los 50 años, el panorama cambia y los hombres se convierten en el grupo de alto riesgo, ya que los hombres pasan más tiempo al aire libre y son menos propensos a proteger la piel con protector solar.

- Xeroderma pigmentosum. Esta condición es hereditaria y afecta directamente a la capacidad que tienen las células de la piel para reparar el ADN dañado. Las personas con esta afección tienen un alto riesgo de desarrollar cáncer de piel en la piel expuesta, especialmente en su juventud.

Detección temprana

Cuanto antes se detecte un cáncer, más opciones de tratamiento estarán disponibles. Cualquier cambio en la apariencia de un parche de piel, lunar, mancha o marca puede divulgar pistas importantes sobre si el cáncer se está desarrollando. Un lunar nuevo (o uno que ha cambiado de forma, color y tamaño) es uno de los signos más importantes para tener en cuenta. Al evaluar un lunar, debes seguir la regla ABCDE.

- A – Asimetría. Si una mitad del lunar o marca de nacimiento no coincide con la otra, es una buena idea que el lunar sea examinado por una lista de especificaciones.

- B – Bordes. Los bordes irregulares, desiguales o mal definidos en un lunar o una marca de nacimiento son una señal de que debes ser revisada por un especialista.

- C – Color. El color que no es uniforme es otro signo vital para tener en cuenta. Si tu lunar tiene diferentes tonos de marrón a negro o presenta manchas rojas, blancas, rosadas o azules, deberías acudir al médico.

- D – Diámetro. Un borrador de lápiz es una guía de tamaño útil. Si el lunar tiene un diámetro que excede el del borrador de lápiz promedio (aproximadamente un cuarto de pulgada o seis milímetros), debe ser revisado por un especialista, ¡aunque los melanomas también pueden ser más pequeños!

- E – Evolución. Los lunares que cambian de tamaño, forma y color son motivo de preocupación.

Otras señales importantes de advertencia temprana incluyen una llaga que no se cura y el pigmento que se propaga desde el borde de un punto. La piel circundante podría estar hinchada y el enrojecimiento puede extenderse más allá del borde del lunar. Los cambios en la superficie del lunar, como descamación, sangrado o supuración son de igual manera motivos de preocupación.

Lunares normales

Los lunares normales suelen ser de color uniforme y pueden ser marrones, bronceados o negros. Los lunares son normalmente de forma redonda u ovalada y pueden ser planos contra la piel o prominentes. Los lunares generalmente permanecen constantes en tamaño, forma y color cuando se desarrollan.

Prevención

¡Los pasos para prevenir el melanoma son increíblemente simples y pueden formar parte de tu rutina diaria! Estos tres pasos no eliminarán todos los riesgos, pero los reducirán significativamente.

- Limita la exposición a la luz UV. Apegarte a la sombra siempre que sea posible, usa protector solar, cúbrete con un sombrero y gafas de sol son estrategias útiles para adoptar cuando estás fuera de casa. Evitar las camas de bronceado y las fuentes artificiales de luz UV es otro cambio práctico en el estilo de vida, recuerda, la luz UV es dañina, independientemente de si proviene del sol o de fuentes artificiales. Debemos educar a los niños sobre la importancia de la protección solar, enseñarles buenos hábitos de protección de la piel desde una edad temprana les ahorrará muchos problemas en el futuro.

- No ignores los lunares anormales. Un autoexamen mensual de rutina te ayudará a detectar cualquier anomalía temprana. Sigue la regla del ABCDE para evaluar los lunares. Si detectas algo fuera de lo común, peca de precavida y haz que un médico lo revise.

- Refuerza tu sistema inmunológico. Un sistema inmunológico débil aumenta nuestro riesgo de enfermarnos por muchas razones, comer suficientes frutas, verduras y alimentos saludables es una de las formas más simples de fortalecer el sistema inmunológico y proteger tu cuerpo.

La piel es fascinante. ¡Identificar tu tipo de piel puede revelar más acerca de qué protección solar debes usar! Tu tipo de piel determina tu rutina de cuidado facial. En el próximo capítulo descubriremos más secretos maravillosos que esconde tu piel, así que sigue leyendo.

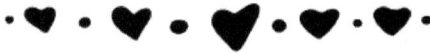

· ♥ · ♥ · ♥ · ♥ · ♥ ·

Tu Tipo de Piel

Qué órgano es el más grande y complicado del cuerpo humano? ¡La respuesta está literalmente envuelta a tu alrededor, es tu piel! Este órgano contiene muchas estructuras y células especializadas, pero su importancia, va mucho más allá, literalmente, ¡la salud de nuestra piel puede dictar la salud de nuestro cuerpo!

La piel es una barrera que protege nuestro cuerpo del medio ambiente, ¡pero hace mucho más!, también juega un papel fundamental en la regulación de nuestra temperatura corporal, además, este órgano recopila datos sensoriales de nuestro entorno. Sin la piel, no podríamos apreciar la textura de la seda o sentir una ola de frío que se acerca. La piel también juega un papel principal en el sistema inmunológico, así que existen razones de sobra para tratar con gentileza nuestro recubrimiento.

Cuando pensamos en la piel suele ser con un enfoque unidimensional, creemos que consiste en la capa que podemos ver y tocar, es decir, la superficie o la epidermis, pero lo que muchos no se dan cuenta es que un brillo saludable, acné, sequedad y sudor son procesados y afectados por actividades profundas que se originan desde el interior de nuestro cuerpo, en este sentido, nuestra piel es muy similar a montar una tarta en capas, cualquier panadero te dirá que el secreto de un pastel de aspecto hermoso radica en ensamblar las capas de soporte con cuidado y de manera armónica: la crema de mantequilla, el glaseado o el fondant son simplemente toques de acabado que mejoran la estética existente del pastel. Descuidar las capas internas de nuestra piel es similar a ensamblar apresuradamente un pastel en capas: simplemente no obtendrás el resultado que deseas. ¡Es por lo que comprender la estructura de la piel es tan importante!

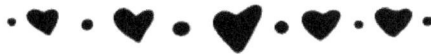

· ♥ · ♥ · ♥ · ♥ · ♥ ·

Estructura de la Piel

La piel tiene tres capas. Estas capas son la epidermis, la dermis y el tejido subcutáneo. Echemos un vistazo a estas capas en detalle.

Epidermis

Esta es la capa que vemos al aplicar el maquillaje, lociones o al usar limpiadores, es la parte más externa de la piel y está hecha de tejido epitelial, compuesto de grandes láminas de células que cubren el cuerpo, se caracteriza por no tener vasos sanguíneos, por lo tanto se convierte en un aislante entre la sangre y todos los agentes externos a los que estamos expuestos a diario, así mismo, esta delgada y delicada capa se caracteriza por estar protegida a través de las secreciones de varias glándulas. Debajo de la epidermis, se puede encontrar una membrana que absorbe los principios activos de los productos para el cuidado de la piel. La epidermis es más gruesa en las plantas de nuestros pies y las palmas de las manos, en general, su maravillosa estructura se compone de varias capas ocultas en su interior.

- Capa basal. Esta capa se caracteriza por poseer células germinales (células madre) que se dividen constantemente produciendo proteínas como las citoquinas e interferones, las cuales son vitales para el funcionamiento saludable del sistema inmunológico y juegan un papel crucial en la respuesta inmune del cuerpo.

- Capa espinosa. Las células esenciales conocidas como queratinocitos poligonales se encuentran en esta capa, migran constantemente hacia la superficie de nuestra piel y sufren cambios estructurales y bioquímicos. Bajo el microscopio, estas células parecen tener "espinas", que es de donde se deriva el nombre, estas sirven como un puente entre las células, lo que permite la adhesión y la comunicación entre ellas.

- Capa granular. Está formada por dos a cuatro hileras de células que contienen gránulos de queratina, que cumplen una función impermeabilizante y forma parte de la barrera protectora de nuestra piel.

- Estrato lúcido. Una capa especial que solo se encuentra en nuestras palmas y en las plantas de nuestros pies.

- Estrato córneo. Es la capa externa de la epidermis que está en contacto directo con el medio ambiente está compuesta por células poliédricas formadas de queratina y filagrina que se encuentran constantemente en renovación, es decir se desprenden de la superficie de nuestra piel, todo el tiempo.

Además de todas estas capas, la epidermis contiene los famosos melanocitos, que son células que producen melanina y directamente responsables del color de nuestra piel. Las células de Langerhans son la primera línea de defensa de nuestra piel, mientras que las células de Merkel juegan un papel en la sensación del tacto por encontrarse conectada con los nervios.

Dermis

Esta capa gruesa de tejido conectivo se encuentra justo debajo de la epidermis, contiene vasos linfáticos, vasos sanguíneos, terminaciones nerviosas, glándulas sebáceas y folículos pilosos. Hay muchas células y estructuras especializadas que llaman hogar a la dermis. Si alguna vez has sido víctima de esos cortes superficiales, pero muy molestosos con una hoja de papel, déjame decirte que tu dermis ha sido lastimada.

La dermis básicamente se compone de dos capas:

- Dermis papilar. Los receptores táctiles se pueden encontrar aquí y esta capa es rica en vasos sanguíneos y nervios.

- Dermis reticular. Esta capa de producción alberga una densa red de colágeno, folículos pilosos, glándulas sudoríparas y glándulas sebáceas.

Tejido subcutáneo

La parte más profunda de la piel, el tejido celular subcutáneo, está hecha principalmente de tejido conectivo graso y bandas de colágeno. Pensamos en los tejidos conectivos grasos como amortiguadores multifuncionales. Además de proteger los delicados sistemas nervioso, linfático y sanguíneo, los tejidos grasos aíslan contra la pérdida de calor y pueden almacenar energía y agua. El grosor de esta capa varía. Tendrás una capa más delgada en tus manos, en comparación con la capa más gruesa que se encuentra en las nalgas o las piernas. La piel está realmente ensamblada como un pastel de arco iris de varias capas y cada capa tiene una característica única.

Funciones de la piel

La forma en que se estructura la piel es la misma para todas las razas. La única variable es la cantidad de pigmento que producen los melanocitos de cada persona. Cuando nos acercamos a cómo está estructurada y funciona la piel, puede convertirse en una fuerza unificadora, destacando todo lo que tenemos en común con nuestro prójimo.

- La piel de cada persona ofrece dos tipos de protección: mecánica y térmica. En otras palabras, nuestra piel nos mantiene a salvo del medio ambiente y ayuda a regular la temperatura corporal.

- La piel protege contra las infecciones. Las bacteria tienen dificultades para penetrar en la piel sana. Incluso si algunas bacterias logran deslizarse más allá de las barreras externas de la piel, todavía tienen que lidiar con las células de Langerhans.

- La piel es nuestro órgano sensorial más grande. Imagínate lo diferente que sería la vida si no pudiéramos sentir vibraciones, dolor o temperatura. Habrían más accidentes y muertes garantizadas.

- Curiosamente, la piel funciona como una reserva de sangre. Una décima parte de nuestro volumen total de sangre se puede encontrar en los vasos sanguíneos de la piel cuando estamos en reposo (Rodríguez, 2017). Con tanta sangre circulando por nuestra piel, queda claro por qué los dermatólogos a menudo dicen que la buena piel comienza por dentro.

- Cuando nuestros cuerpos están desnutridos, el tejido subcutáneo se convierte en un importante

depósito de energía. Es una adaptación de super-
vivencia milenaria para alimentar nuestros cere-
bros hambrientos (Universidad de Duke, 2019).

- Por último, la piel sintetiza vitamina D, produce
  sudor y sebo en cada ser humano.

Tipos de Piel

Existen diferentes formas de clasificar los tipos de piel.
La Escala de Fitzpatrick (discutida en el capítulo anterior)
es una herramienta útil para averiguar qué SPF se debe
usar, pero no podemos confiar solo en ella para determinar nuestro régimen general de cuidado de la piel.
Hacerlo es similar a usar un martillo cuando necesitas
una aguja. Por esta razón, la piel se clasifica de manera
diferente desde una perspectiva cosmética.

Cada tipo de piel es especial y necesitará un enfoque
diferente para el cuidado. La genética juega un papel en
la determinación de tu tipo de piel, pero otras variables
como la edad y el medio ambiente también ejercen una
influencia significativa.

La clasificación estándar de los tipos de piel en tipos de
piel normal, grasa, mixta, seca y sensible no debe ser del
todo desconocida. Es posible que hayas visto estas de-
scripciones en botellas de humectantes y limpiadores,

pero ¿qué significa exactamente tener una piel "normal" o "mixta"?

Piel normal

Este tipo de piel a menudo se describe como de textura regular y sin imperfecciones (Redacción Cuídate Plus, 2017). La piel suele tener una apariencia suave y un tono uniforme. Es un tipo de piel de muy bajo mantenimiento, pero puede secarse si se descuida.

Piel grasa

Las personas con este tipo de piel tendrían una apariencia brillante en toda la cara. Esta apariencia brillante se debe a la alta producción de sebo. Los desafíos habituales con este tipo de piel son los puntos negros y las espinillas. Este tipo de piel produce más sebo y requerirá una rutina de cuidado específica. La exfoliación regular es importante para mantener la piel suave y libre de suciedad. La piel grasa puede ser causada por una variedad de factores como el desequilibrio hormonal, la genética, el clima, la edad, el estilo de vida y la dieta. La mejor manera de cambiar las cosas para este tipo de piel es llegar a la raíz del problema y seguir un plan de cuidado de la piel adecuado.

Piel mixta

Este tipo de piel es un poco híbrido, combinando piel normal y grasa. La zona T que consiste en la frente, la nariz y la barbilla tiende a ser aceitosa, mientras que las mejillas permanecen secas. La piel mixta es difícil de cuidar debido a la mezcla de características, pero no es necesario estar abatida. ¡Una exfoliación semanal y una mascarilla nutritiva pueden hacer maravillas!

Una serie de factores contribuyen a la piel mixta, pero la mayoría de las veces se reduce a la genética. Los cambios estacionales y los productos para el cuidado de la piel que estás utilizando pueden ser el problema. Los productos que contienen ingredientes agresivos tienden a secar las mejillas y desencadenar una mayor producción de aceite en la zona T. Para ayudar a equilibrar la piel, evitar los productos que incluyen estos ingredientes:

- Alcohol, mentol, hamamelis o alcohol desnaturalizado, que es un ingrediente común en los tónicos.

- Exfoliantes demasiado abrasivos.

- Aromas fuertes. Los productos para el cuidado de la piel que tienen un aroma fuerte y duradero pueden irritar la piel, independientemente de si la fragancia es de origen natural o sintético.

Piel seca

Las personas que tienen este tipo de piel a menudo experimentan una sensación de tirantez. La falta de humedad en la piel da lugar a la tirantez y una apariencia avejentada. Los tipos de piel seca son bastante sensibles a los cambios climáticos, pueden tener una apariencia opaca y una sensación áspera. La buena hidratación es clave para tratar la piel seca.

Piel deshidratada

A menudo confundida con la piel seca, la piel deshidratada es una señal de que necesitas beber más agua y hacer algunos cambios en el estilo de vida. Una prueba simple para averiguar si tu piel está deshidratada es pellizcar ligeramente una porción de tu piel alrededor del área de la mejilla. Si notas arrugas y si la piel no se recupera inmediatamente después de soltarla, es probable que estés deshidratada. Un dermatólogo o esteticista puede ayudarte a clasificar tu piel si no está segura. Recuerda, la piel seca esencialmente apunta a una falta de aceites, mientras que la piel deshidratada indica una falta de agua.

Piel sensible

La piel sensible es muy reactiva. Este tipo de piel reaccionará a estímulos ambientales que no molestarían a la piel normal. La reacción suele ir acompañada de molestias, tirantez, enrojecimiento o picazón. Cuando la función protectora de nuestra piel se ve comprometida, la piel sensible es el resultado y necesitará un mayor grado de cuidado. En esta categoría, encontraremos pieles fotosensibles e hipersensibles.

- Piel fotosensible. La fotosensibilidad, que a menudo se conoce como "alergia al sol", es una respuesta del sistema inmunológico desencadenada por la luz solar (Benedetti, 2022). Las personas con esta afección generalmente desarrollan erupciones con picazón, enrojecimiento e inflamación en la piel expuesta. El diagnóstico se basa en una evaluación médica.

- Piel hipersensible. También conocida como piel muy sensible, esta condición común y desagradable se caracteriza por piel seca, irritación, eczema, granos, enrojecimiento o sensaciones de ardor y escozor (Eucerin, n.d.-b). La piel hipersensible es el resultado de una barrera cutánea comprometida y necesitará cuidados especiales. Ciertas telas y tintes pueden irritar este tipo de piel, pero en general, los desencadenantes difieren de persona a persona.

Determina Tu Tipo de Piel

Elegir la rutina de cuidado de la piel correcta se reduce a conocer tu tipo de piel. Cuando utilizamos productos que no están diseñados para nuestro tipo de piel, la eficacia de esos productos se reduce. Afortunadamente, este sencillo cuestionario te ayudará a aclarar las cosas. Escribe la letra correspondiente a tu respuesta y compruébala con los resultados al final del mismo.

- Cuando te despiertas, tu cara se ve ...

A – Brillante y aceitosa por todas partes.

B – Un poco brillante.

C – Aceitosa en la nariz, la frente y la barbilla.

D – Sin brillo y apergaminada.

- Después de limpiarla tu piel se siente...

A – Como si necesitara lavarme la cara de nuevo.

B – ¡Genial!

C – Oleosa en las áreas de la frente, la nariz y la barbilla.

D – Seca y tirante en toda mi cara.

- ¿Cómo se siente tu piel tres horas después de la limpieza?

A – Siento que no me he lavado la cara.

B – Mi piel todavía se siente bien.

C – Mi nariz, barbilla y frente podrían necesitar algo de limpieza nuevamente.

D – Toda mi cara se siente seca.

- Échale un vistazo de cerca a la superficie de la piel. ¿Qué ves?

A –Veo muchos baches.

B – Una piel saludable y lozana.

C – Veo protuberancias, pero también hay piel sensible.

D – La piel es delgada y seca.

- ¿Cuál es tu experiencia con tu piel?

A – Mi piel siempre parece ser brillante y propensa al acné.

B – Mi piel está mayormente hidratada y libre de problemas.

C – Mi piel varía de grasa a normal.

D – Mi piel tiende a ser seca y sensible, propensa a las irritaciones.

- Echa un vistazo a tus poros. ¿Cómo se ven?

A – Veo poros visibles, grandes y cerrados.

B – ¡Apenas los noto!

C – Los poros de mi barbilla, nariz y frente son visibles.

D – No puedo ver mis poros.

- Durante el día tu cara es...

A – De color gris o amarillento.

B – Rosado.

C – Mi frente, nariz y barbilla siempre tienen un color diferente al resto de mi cara.

D – Pálido y sin brillo.

- Durante el verano, ¿Cuánto se oscurece tu piel?

A – Puedo broncearme gradualmente sin quemarme.

B – Me bronceo fácilmente, pero termino ligeramente rojo.

C – Puedo broncearme gradualmente, pero termino con una quemadura solar.

D – Mi piel se quema muy fácilmente y se vuelve inmedi-atamente roja.

- Cuando te maquillas, ¿Cuánto tiempo dura?

A – Necesito retoques cada tres o cuatro horas.

B – Necesito un retoque alrededor del mediodía, luego dura todo el día.

C – Mi maquillaje dura medio día.

D – Mi maquillaje dura todo el día sin necesidad de retoques.

- Durante la pubertad tuviste...

A – ¡Acné que todavía me molesta!

B – Acné que desapareció después de la pubertad.

C –Algunas espinillas, pero era manejable.

D – Sin acné en absoluto.

Echa un vistazo a tus respuestas. Cuenta todas las A, B, C y D. Si tus respuestas fueron principalmente A, tienes la piel grasa. En la mayoría fueron B, revela que tienes la piel normal. Si las respuestas C te hablaron, tienes la piel mixta. La mayoría de las respuestas fueron D revelarán que tienes la piel seca.

Cambios en tu tipo de piel

Tu tipo de piel no está grabada en piedra. Sí, es cierto que tu tipo de piel está determinada genéticamente, pero eso no significa que permanecerá sin cambios. Uno de esos ejemplos es la piel grasa que se convierte en piel seca a medida que envejecemos. Este es un cambio que normalmente se desencadena por la menopausia cuando nuestras glándulas sebáceas se vuelven menos activas. La piel puede reaccionar a las hormonas y los cambios ambientales, por lo que es importante ajustar tu rutina de cuidado de la piel cuando sea necesario. Echemos un vistazo a algunos cambios que nuestra piel puede sufrir.

La piel se vuelve seca

La piel seca a menudo presenta cierta picazón y puede desarrollar una apariencia escamosa y roja. Las temperaturas frías en otoño e invierno tienden a secar más la piel. Lo mejor es usar limpiadores hidratantes durante este tiempo. Una crema hidratante rica en ceramidas puede ayudar a sellar la humedad para mantener alejada la sequedad. Si la sequedad persiste, es posible que debas usar un humidificador para introducir algo de humedad en tu ambiente si es posible.

La piel se vuelve grasa

La piel grasa a menudo tiene una apariencia brillante y una sensación de pesadez. Si notas que tu piel se está volviendo más grasa, relájate. El cambio es temporal y probablemente debido a cambios hormonales. La piel puede volverse más grasa durante el ciclo menstrual a medida que cambian los niveles hormonales. Los cambios en los niveles hormonales estimulan temporalmente las glándulas sebáceas para producir más sebo de lo normal. Para combatir el exceso de grasa limpiala dos veces al día. Elije productos que tengan ingredientes absorbentes como la arcilla de bentonita para mantener la cara mate y eliminar la impureza suavemente. Haz un seguimiento con un suero ligero y no graso, usa una crema hidratante para proteger tu piel de las agresiones externas. Las formulaciones de gel funcionan mejor.

La piel se vuelve seca y grasa

Tal vez hayas notado que tu zona T se vuelve brillante o que tus mejillas se secan. El cambio de estaciones suele desencadenar este cambio en nuestra piel y es temporal. Cuando ciertas partes de nuestra piel se vuelven más grasas lo mejor es tratar la piel como mixta hasta que vuelva a la normalidad. Opta por un limpiador sin sulfatos, este reduce la grasa, pero es lo suficientemente suave como para no despojar a la piel de toda la humedad. Sigue con sueros ligeros y humectantes que contengan ácido hialurónico para retener la humedad sin introducir grasa. El ácido hialurónico es un ingrediente bastante interesante. ¡Absorbe hasta mil veces su propio peso en agua! Estas propiedades de retención de humedad son las que hacen que el ácido hialurónico sea tan efectivo para rellenar arrugas y líneas finas.

Los factores externos e internos, como el medio ambiente y las hormonas, pueden influir en la piel. Cuando notes un cambio en tu piel, deténte y pregúntate:

- ¿Fue un cambio en las estaciones lo que desencadenó esta variante?

- ¿Estás más estresada de lo habitual?

- ¿Usaste un producto diferente (como un protector solar de SPF más bajo)?

- ¿A tu dieta le ha faltado algún nutriente esencial?

Si el cambio se debe a factores internos (dieta, estrés, hormonas) tenemos que hacer cambios en nuestra rutina diaria. Trata de relajarte más si estás estresada y realiza los cambios en la dieta que sean necesarios para asegurarte de comer una dieta saludable y equilibrada. Tener una rutina de cuidado de la piel adecuada para tu tipo de piel es crucial para mantener una apariencia juvenil y radiante. ¡En el próximo capítulo, compartiré más secretos para el cuidado de la piel contigo!

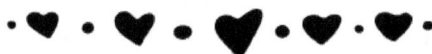

· ❤ · ❤ · ❤ · ❤ · ❤ ·

2

El Porqué del Cuidado del Rostro

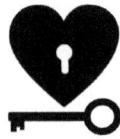

La higiene facial es un paso importante para mantener una apariencia radiante. Es un error pensar que basta con un chapoteo rápido para quitar las legañas. ¡Si no somos amables con nuestra piel, los resultados se mostrarán dentro de pocos años! La piel libera más aceite durante la noche (Saludalia, s.f.). Es por lo que una buena rutina de limpieza diaria es vital. Las cremas de noche tienden a ser más espesas que las que se usan durante el día, por lo que debes lavarte por la mañana el rostro para evitar que surjan futuros problemas de la piel.

Hacer una limpieza facial completa antes de la ducha es una excelente manera de mostrarle a tu piel ese poco más de amor, especialmente si tienes la piel grasa. Para obtener los mejores resultados, usa una crema limpiadora suave, especialmente en la zona T. Las cremas de limpieza deben estar libres de detergentes, ya que estos pueden causar irritación. Hay muchas opciones como leches hidratantes, geles y jabones suaves.

Después de limpiar tu cara, aplica un tónico que sea adecuado para tu tipo de piel. El tóner ayuda a limpiar cualquier resto de suciedad en tu rostro y atenua la apariencia de los poros. Ten en cuenta que la higiene facial es un paso importante para controlar la producción de aceite, eliminar las células muertas de la piel, eliminar los puntos negros y prevenir las arrugas. La limpieza regular es especialmente importante si te encanta usar maquillaje o vivir en un área urbana. Una limpieza regular ayudará a eliminar los contaminantes, la grasa, los residuos de maquillaje y el polvo de tu cara para mantener su superficie libre de obstrucciones y obtener una apariencia radiante.

Es posible que te sorprenda al saber que las razones por las que debemos cuidar nuestra piel están estrechamente entrelazadas con la función de la piel. En el capítulo anterior aprendimos sobre estas funciones, ahora echemos un vistazo a cómo se vinculan con el cuidado de la piel.

- El cuidado de la piel mantiene tu armadura saludable. La piel es nuestra primera línea de defensa, nuestra armadura que protege nuestro cuerpo del daño y la enfermedad. Mantener la armadura en plena forma no solo nos permite proteger mejor nuestro cuerpo, sino que nos mantiene con un aspecto hermoso y saludable.

- Evita el envejecimiento prematuro. El envejecimiento es inevitable, pero mostrar nuestra edad de forma temprana no tiene por qué serlo. El cuidado de la piel nos ayuda a retrasar los efectos visibles que pueden tener los estragos del tiempo, ayudándonos a extender una apariencia juvenil durante por más años.

- Mantiene la piel hidratada. La exposición al sol sin la protección adecuada puede provocar sequedad. Cuando tenemos una buena rutina de cuidado de la piel en su lugar, con el protector solar y la crema hidratante adecuados, la sequedad se puede evitar por completo.

- Prevención del cáncer de piel. ¡Esta es una gran razón para cuidar religiosamente tu rostro! Al evitar las quemaduras solares y nutrir la piel podemos reducir drásticamente nuestro riesgo de contraer cáncer de piel.

- La piel hermosa es un reflejo de la buena salud. Una buena salud física y un sistema inmunológico saludable son atributos que a menudo asignamos a las personas que tienen una piel sana y luminosa. Una piel sana también nos da un impulso de confianza, por lo que hay verdad en ese viejo dicho: "Cuando nos vemos bien, nos sentimos bien".

- Reducir la aparición de manchas. La prevención es clave, ya que muchas manchas son causadas por la exposición al sol sin protección.

El cuidado de la piel es un poco más profundo que simplemente mirar y sentirse hermosa. Nos permite enfrentarnos al mundo con un poco más de confianza y hace que nuestro órgano más grande sea una mano amiga muy necesaria. Con tantos productos de cuidado disponibles en el mercado puede resultar abrumador elegir el adecuado para ti, pero te mostraré cómo funcionan y te explicaré las características que deben cumplir para que se conviertan en los preferidos para tu tipo de piel.

Limpiadores Faciales

Todo el mundo es culpable de olvidarse de limpiar la cara de vez en cuando. Cuando usamos ingredientes poderosos y activos sin limpiar la piel primero, literalmente estamos tirando el dinero por el desagüe. La limpieza elimina la suciedad, el maquillaje y las impurezas de la piel, mejorando el funcionamiento de tus otros productos para su cuidado. Saber cuándo hacer una doble limpieza y qué errores evitar puede ayudar mucho a mejorar la apariencia inmediata de la piel.

Doble limpieza

¡Una de las lecciones más valiosas que podemos tomar del K-beauty es la doble limpieza nocturna! Las mujeres coreanas tienen especial cuidado de eliminar todas las impurezas antes de aplicar productos de tratamiento y los resultados son impresionantes. La buena noticia es que este secreto de belleza coreano es adecuado para todo tipo de piel. No se trata de una limpieza agresiva, sino más bien de hacerlo en dos pasos siguiendo las necesidades de tu piel (Nast, 2021b).

Eliminar el maquillaje de manera efectiva

El maquillaje es una herramienta útil para resaltar nuestra belleza natural, pero puede ser notoriamente difícil de eliminar. Muchas de nosotras confiamos en las toallitas, pero este no es un paso efectivo. Para eliminar el maquillaje correctamente, deberás encontrar un desmaquillante que se adapte a su tipo de piel. Elije una formulación a base de aceite, ya que el aceite disuelve la suciedad extremadamente bien y no despoja a la piel de la hidratación. Las formulaciones a base de aceite son adecuadas para todo tipo de piel. El agua micelar, por otro lado, no es adecuada como limpiador de base. Usa agua micelar en tu segundo paso de limpieza cuando hagas una doble limpieza por la noche, o para la limpieza de la mañana.

Elegir el producto adecuado para tu tipo de piel

Espumas, leches, geles... todo es cuestión de gustos, ¿verdad? La respuesta no es tan cortada y seca como uno podría esperar. Si bien tendemos a usar más de un producto que nos gusta, hay un método detrás de toda la locura en el pasillo de los cosméticos. Te contaré un pequeño secreto:

- El agua micelar se utiliza para limpiar la piel sensible.

- Las espumas y geles son los más adecuados para pieles mixtas.

- Las leches limpiadoras y la piel seca son las mejores amigas.

Sin embargo, ten en cuenta que los ingredientes sí importan. Si tienes la piel seca, pero prefieres usar espuma, opta por ingredientes hidratantes. Los tipos de piel grasa pueden usar agua micelar con gran éxito si contienen ingredientes reguladores del aceite.

Los jabones sólidos también son una opción, especialmente si estás buscando adoptar una rutina cero-desperdicio. Lo más importante es buscar una formulación adecuada para tu tipo de piel. Si puedes encontrar un jabón con un pH de 5, ¡aún mejor! El pH de la piel es normalmente de 4,7. Una barrera delgada en la superficie de la piel, conocida como el manto ácido, ayuda a mantener este equilibrio de pH. El objetivo principal del manto ácido es proteger la piel de los factores ambientales, pero cuando perturbamos esta barrera mediante el uso de productos agresivos, puede producirse irritación y envejecimiento prematuro (Mukherjee, 2019).

¡Los ingredientes si importan!

Vamos a profundizar en la etiqueta de ingredientes de tu limpiador. Lo más probable es que haya algunos nombres que suenen interesantes en la etiqueta, pero ¿son adecuados para tu tipo de piel? Esta guía de referencia rápida te ayudará a seleccionar los limpiadores con los ingredientes más beneficiosos para tu tipo de piel.

- Piel mixta y grasa: Busca ingredientes que regulen la producción de sebo. Los ingredientes que aman estos tipos de piel incluyen ácido salicílico, aceite de árbol de té, niacinamida, té verde y alfa-hidroxiácidos.

- Piel sensible: Estos tipos de piel necesitan ingredientes calmantes, descongestionantes y para anti-enrojecimiento. La piel sensible ama la alantoína, la sábila, la centella asiática, la niacinamida, la cúrcuma y el té verde.

- Piel seca: Aquí necesitamos ingredientes que refuercen la barrera protectora de la piel. Los ingredientes hidratantes como glicoles, pantenol, urea, alantoína, hidroxiácidos (más específicamente ácido láctico) y ácido hialurónico son excelentes para usar en la piel seca.

- Piel normal: Este tipo de piel es muy fácil. Cualquier limpiador regular dirigido a la piel normal será adecuado para mantener el equilibrio de tu piel.

Pecados purificadores

Adquirir un limpiador con ingredientes que aman la piel es el primer paso para una tez más joven y radiante. A continuación, debes mantener ese impulso evitando algunos de los errores más comunes que todas cometemos en nuestro viaje hacia una piel fabulosa.

- Confiar excesivamente en las toallitas. Este pecado purificador ocurre con más frecuencia de lo que nos gustaria admitir. ¡Las toallitas son convenientes después de todo! Lamentablemente, las toallitas no pueden considerarse un verdadero limpiador. Son excelentes para usar en situaciones específicas, pero no deben formar la base de nuestra rutina de cuidado de la piel.

- Usar los productos equivocados. Simplemente confiar en un limpiador para eliminar el protector solar y el maquillaje no es efectivo. Un limpiador no está formulado para eliminar el maquillaje de manera eficaz. En esta situación, es mejor duplicar la limpieza. Comienza con el desmaquillante primero y sigue con un limpiador amante de la piel.

- Confiar en los productos astringentes. La piel grasa y mixta no es amiga de los productos astringentes. Estos productos despojan a la piel de lípidos, dejándola seca y tensa. Para obtener los mejores resultados, consulta la guía de ingredientes. ¡Tu piel te lo agradecerá!

- Enjuagar con agua caliente o fría. Las temperaturas extremas no son amigables con la piel y pueden causar molestias. Muestra amor a tu piel y opta por usar agua agradablemente tibia en su lugar.

- Frotar tu cara con una toalla. Agarrar instintivamente la toalla y limpiar la cara puede fomentar la formación de arrugas y reintroducir la suciedad en la piel. La forma correcta de secarse la cara es secar la piel con una toalla que esté reservada exclusivamente para este fin.

- Saltarse el tóner. Los tónicos a menudo son un paso opcional, por lo que no es exactamente un pecado omitirlos, pero los tipos de piel sensibles, grasas y mixtas pueden encontrar beneficios al agregar un tónico a su rutina. Los tónicos estimulan y refrescan la piel, promoviendo una buena higiene. Además, los tónicos contribuyen a mejorar la circulación y pueden ayudar a mantener el tono muscular de la piel. ¿El resultado? Piel más firme y hermosa.

- Usar cepillos electrónicos como limpiadores de maquillaje. Los cepillos electrónicos de limpieza facial son maravillosos para estimular la circulación en la piel, pero estos cepillos no fueron diseñados para eliminar el maquillaje y deben usarse solo en el segundo paso de la limpieza. Ten cuidado al usar estos cepillos en tipos de piel sensible, ya que pueden irritarla.

·♥·♥·♥·♥·♥·

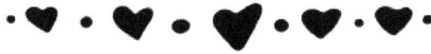

Consejos para limpiar tu cara

Lo bien que limpies tu cara influye en la eficacia de otros productos que te pongas para el cuidado de la piel. Compartiré cuatro consejos para ayudarte a sacar el máximo provecho de tu limpiador. Anímate y pruébalos, verás y sentirás la diferencia después de un solo lavado.

- Almacena todo lo que necesitas en un solo lugar. Correr alrededor con la cara mojada en busca de una toalla no es una forma efectiva de comenzar tu rutina de cuidado de la piel. Mante todo lo que necesitas (toallas y productos) a mano. ¡Es un gran ahorro de tiempo!

- Masajea mientras limpias. Cuando masajeamos la cara en círculos pequeños y ascendentes estimulamos la circulación. Esta es una estrategia útil para reducir la hinchazón debajo de los ojos. Una mejor circulación conduce a una mejor nutrición para la piel. Los masajes regulares mientras la limpias, pueden mejorar la circulación para una piel de aspecto más saludable.

- Exfolia tu piel. Esto elimina la acumulación de producto junto con las células muertas de la piel. Nunca uses un exfoliante en la piel seca. Se recomienda frotar el producto en círculos ascendentes para un beneficio del masaje.

Contorno de Ojos

El contorno de ojos es un área muy frágil y debe manejarse con cuidado. La piel es extremadamente delgada en esta área, requiere productos especializados y un tacto suave. La crema para el contorno de ojos ayuda a mejorar la circulación en la zona y reduce la aparición de arrugas. Un error común que tendemos a cometer es asumir que la crema hidratante regular es lo suficientemente buena para el área de los ojos, pero las cremas para el contorno de los ojos están específicamente formuladas para ser fácilmente absorbidas por la delicada y delgada piel alrededor del ojo. La crema hidratante regular simplemente no funcionara, de hecho, el uso de productos que no están diseñados para el área de los ojos puede fomentar que las líneas finas y las arrugas aparezcan prematuramente.

¿Sabías que se recomienda comenzar a usar el contorno de ojos a la edad de 20 años? Esto se debe a que las necesidades de nuestra piel cambian a medida que envejecemos. Cuando estamos en nuestros primeros 20 años, las cremas de contorno de ojos enriquecidas con vitamina E son las mejores. Después de los 25 años, selecciona una crema para el contorno de ojos que contenga ácido hialurónico o vitamina C para evitar los signos del envejecimiento prematuro. La piel más madura se beneficiará más del contorno de ojos que es rico en antioxidantes. La idea es estimular la producción tardía de colágeno. ¿Tus ojos están cansados e hinchados? Las cremas para el contorno de ojos formuladas para hidratar profundamente pueden ayudar. Estas cremas pueden reducir la hinchazón y las ojeras. Selecciona una formulación no grasa.

¡No todos los ingredientes son buenos para el área de los ojos! Examina la etiqueta y evita cualquier producto que contenga alcohol, ácido retinoico, ácido salicílico o urea. Estos ingredientes pueden ser bastante agresivos y no son adecuados para usar en el área delicada de los ojos.

Técnica de aplicacion

La técnica de aplicación es tan importante como la calidad de producto del contorno de ojos. La técnica de aplicación incorrecta no solo desperdicia el producto, sino que también puede alentar el desarrollo de líneas finas. Afortunadamente, ¡el contorno de ojos no es complicado de aplicar!

- Después de completar el paso de limpieza, coloca una pequeña cantidad de contorno de ojos en el dorso de tu mano. El tamaño de un grano de arroz es la cantidad correcta de producto a utilizar.

- Con el dedo anular, aplica suavemente el producto en el área de los ojos con un movimiento circular. ¡Suave y gentil es la clave! Deseando que el producto se derrita en tu piel.

- Repite la aplicación todas las mañanas y noches para obtener una piel fabulosamente nutrida.

Exfoliante Facial

Exfolia semanalmente para mantener los productos para el cuidado de la piel funcionando de manera óptima. La exfoliación elimina las células muertas de la piel, estimula la renovación celular y puede restaurar la suavidad de la piel. Desbloquear una piel hermosa está a solo un exfoliante facial de distancia. La selección y el uso del producto realmente hacen una diferencia aquí.

Si tienes piel mixta, busca en la etiqueta ingredientes purificadores de la piel. El ácido salicílico, el eucalipto, el zinc y la arcilla son buenas opciones. El carbón vegetal y el ácido salicílico son útiles para deshacerse de los puntos negros profundos en la piel. Si tienes un problema de espinillas negras y acné, opta por un exfoliante sin enjuague que contenga beta hidroxiácido.

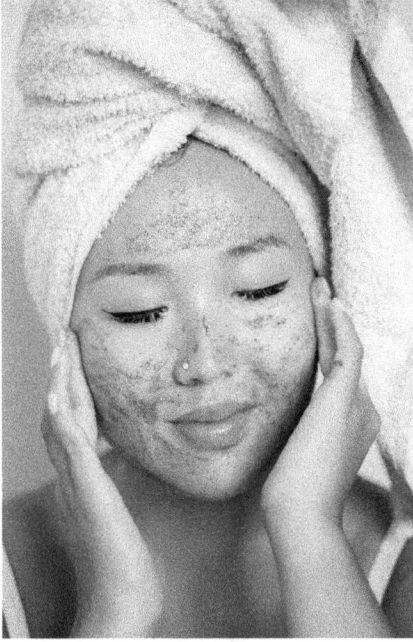

Además de examinar la etiqueta, debes probar el exfoliante en el dorso de la mano para asegurarte de que sea lo suficientemente suave. Incluso si los ingredientes son maravillosos, pueden ser muy duros para el uso facial. Si un exfoliante se siente remotamente áspero, no es adecuado para el uso en tu cara.

Los mejores exfoliantes para usar en la cara contendrán partículas redondas finamente molidas. Estos ingredientes exfolian eficazmente sin lastimar la cara. Los exfoliantes que contienen conchas molidas, roca volcánica y huesos de frutas no son adecuados para su uso en la cara. Cuando usamos exfoliantes fuertes con regularidad, corremos el riesgo de crear parches escamosos, enrojecimiento y sensibilidad en la piel. Este problema puede exacerbarse si el exfoliante contiene una fragancia.

Muchos exfoliantes dejan una sensación de hormigueo en la piel. A muchas mujeres se les hace fácil creer que este hormigueo es una señal de que el producto funciona. Lamentablemente, esta creencia está un poco lejos de la verdad. El hormigueo es un signo de irritación. Muchos exfoliantes incluyen ingredientes como mentol y menta en sus formulaciones. Estos ingredientes dejan una sensación de enfriamiento en la piel, pero pueden ser inadecuados para su uso en la cara. Como regla general, trata de evitar los exfoliantes que contengan estos ingredientes.

Una idea errónea común es que los ingredientes naturales como la sal y los huesos de frutas son los mejores para usar. Si bien estos ingredientes son un exfoliante corporal maravilloso, no es adecuado para su uso en tu delicada piel facial. Si tienes tu corazón puesto en los ingredientes naturales, busca exfoliantes que contengan cuentas de jojoba, avena, salvado de arroz o sílice. Estos ingredientes son más suaves y efectivos, especialmente cuando la fórmula contiene ingredientes calmantes e hidratantes. Es mejor mantenerse alejada de los exfoliantes de azúcar, no son una opción saludable. La piel sensible encontrará el mayor beneficio de los ingredientes naturales y las perlas de disolución. Las perlas de disolución eliminan suavemente las células muertas de la piel sin ninguna abrasión para minimizar el riesgo de irritación.

Diferencia entre los exfoliantes regulares y los exfoliantes sin enjuague

Los exfoliantes regulares y los exfoliantes sin enjuague no son lo mismo. Piensa en los exfoliantes como un pulidor de joyas. Hacen que la superficie sea hermosa, pero no pueden eliminar el deslustre o el óxido profundamente asentados de sus artículos de joyería favoritos. En la misma línea, los exfoliantes no pueden eliminar las capas acumuladas de daño solar o corregir el revestimiento de los poros. Aquí es donde brillan los exfoliantes sin enjuague que contienen alfa hidroxiácido o beta hidroxiácido. Estos productos pueden penetrar profundamente en la piel para tratar protuberancias blancas, manchas y gruesas capas acumuladas de piel muerta. La beta hidroxiácido tiene otra ventaja. Puede exfoliar dentro del poro, mejorando la función de los poros y reduciendo los problemas de puntos negros (Begoun, s.f.). Los exfoliantes regulares y los exfoliantes sin enjuague son productos complementarios, así que siéntete libre de usar ambos.

Forma correcta de usar exfoliantes faciales

La eficacia de tus productos depende en gran medida del uso correcto. Los exfoliantes faciales solo deben aplicarse en la frente, la nariz y las mejillas. Extiende el producto de manera uniforme, desde la frente hasta las sienes y por la cara. A continuación, frota suavemente el producto en el puente de la nariz hacia la punta. Desde las alas de la nariz, usa pequeños movimientos circulares para frotar el exfoliante a medida que te mueves por las mejillas, la mandíbula y la barbilla. Se suave con tus movimientos, no hay necesidad de frotar vigorosamente. Finalmente, enjuaga con agua tibia. Haz un seguimiento con tu crema hidratante preferida. Recuerda siempre mojarte la cara antes de aplicar el exfoliante y utilizar un producto formulado para tu tipo de piel.

Aquí hay un consejo de belleza profesional: ¡Usa tu exfoliante facial en la ducha! El vapor de agua alentará a tus poros a abrirse, haciendo que el exfoliante sea más efectivo.

Cuando uses exfoliantes, ten cuidado de exfoliar en exceso. Cuando usamos exfoliantes con demasiada frecuencia podemos alterar el equilibrio natural de la piel, dejándola seca y tensa.

Tónico Facial

Las primeras versiones de tónicos faciales eran muy astringentes, conteniendo ingredientes como hamamelis y alcohol (Nast, 2021c). Estos tónicos eran conocidos por causar irritación y agravar las condiciones de la piel. Los tónicos modernos son más suaves y generalmente contienen ingredientes como el ácido hialurónico, la sábila, la glicerina y la manzanilla para nutrir y restaurar la piel.

Los tónicos forman un paso crucial en la rutina de doble limpieza y ayudan a eliminar cualquier impureza que tu limpiador pueda haber pasado por alto. Además de proporcionar una limpieza profunda, los tónicos que contienen hidroxiácidos y antioxidantes reafirman suavemente la piel para una textura deliciosamente suave. Al seleccionar tu tónico, presta atención a los ingredientes. ¡No todos los ingredientes son adecuados para tu tipo de piel!

- Piel seca y piel madura: Busca tónicos que contengan glicerina y ácido hialurónico. Estos ingredientes suaves retienen la humedad en la piel mientras te brindan todos los beneficios asociados con los tónicos.

- Para la piel propensa al acné y grasa: Los tónicos con ácido salicílico y aceite de árbol de té son una buena opción. Los ingredientes que regulan la producción de aceite mejoran la hiperpigmentación y pueden reducir la aparición de cicatrices.

- Piel normal y mixta: Los tónicos con coenzima Q10, ácido hialurónico, glicerina y vitamina C son buenas opciones.

Usar un tónico es un buen paso para incluir en tu rutina de belleza, pero puedes omitirlo si tu rutina es minimalista. Si optas por usar un tónico, recuerda aplicarlo correctamente. Usa una almohadilla de algodón limpia para aplicar suavemente el producto sobre tu piel. Permite que tu piel absorba completamente el producto y continúa con el resto de tu rutina de belleza. Es mejor usar tónicos por la mañana y por la noche después de limpiar la piel.

Suero

Los sueros son un producto maravilloso para usar justo antes de aplicar tu crema hidratante. Estos productos concentrados se aplican en pequeñas cantidades y generalmente con un gotero. Los ingredientes activos en el producto no solo nutrirán profundamente tu piel, sino que también aumentarán los efectos de la crema que sigue (Nast, 2021a).

Una regla general cuando se usan múltiples productos es aplicarlos del más delgado al más grueso. Después de la limpieza, tonificaríamos la piel, aplicaríamos suero, crema hidratante y finalmente protectora solar. Aplicamos productos delgados primero para ayudar a una fácil absorción en la piel.

Los sueros se aplican en la cara y el cuello. Por lo general, aplicamos unas gotas en las manos y extendemos el producto uniformemente sobre la cara y el cuello. Alternativamente, si el suero tiene pipeta tenemos la opción de aplicar el producto directamente en la cara. Usa de tres a cuatro gotas como máximo. Esto puede parecer demasiado poco, pero ten en cuenta que el suero está altamente concentrado. ¡Un poco va muy lejos! No es necesario calentar un suero. Hacerlo no mejorará la efectividad y no hay evidencia que respalde esta práctica.

Cuando usar sueros

Los sueros se asocian injustamente solo con tratamientos antienvejecimiento. Son mucho más versátiles de lo que este enfoque unidimensional nos hará creer. Además, no existe una edad ideal o preferida en la que debamos comenzar a usar sueros. Una adolescente puede usar un suero rico en ácido hialurónico para reducir los efectos secundarios de los tratamientos para el acné. En general, para los beneficios antienvejecimiento, los sueros se pueden usar a partir de los 25 años, cuando la producción de elastina y colágeno comienza a disminuir. Esta práctica guía general de edad te ayudará a elegir el suero correcto.

- A los veinte años, lo mejor es seleccionar un producto con ácido hialurónico para hidratar profundamente las capas de la piel.

- A los treinta años, los sueros con vitamina C ayudarán a prevenir y tratar las líneas de expresión y las arrugas.

- A partir de los cuarenta, la vitamina A (retinol) se convierte en un ingrediente importante para estimular la renovación celular.

- A medida que maduramos y llegamos a los cincuenta, el DMAE (dimetilaminoetanol) se convierte en el ingrediente reafirmante de la piel de elección.

Un suero para cada necesidad

Contrariamente a la creencia popular, el tipo de piel no influye en el suero que debes usar. Los sueros se seleccionan únicamente por sus ingredientes activos y los efectos que pueden lograr, como la reafirmación de la piel o la reducción de arrugas. La guía de referencia a continuación te ayudará a encontrar el suero adecuado para tus necesidades.

- Sueros con vitamina C: Estos sueros iluminan la piel y contrarrestan el daño de los radicales libres.

- Antienvejecimiento: Contienen potentes antioxidantes, estos productos estimulan la producción de colágeno y elastina para eliminar las líneas de expresión y reducir la aparición de arrugas.

- Sueros reparadores: Estos productos se utilizan por la noche y están formulados para aumentar la actividad celular, lo que resulta en una piel descansada y de aspecto saludable por la mañana.

- Sueros restructuradores: Diseñados para rellenar arrugas y redefinir la cara, estos productos producen efectos de estiramiento visibles.

- Sueros reafirmantes: Están formulados teniendo en cuenta la piel madura. Los sueros reafirmantes mejoran la firmeza de la piel para un semblante juvenil.

- Sueros hidratantes: Típicamente contienen ácido hialurónico, estos sueros hidratan profundamente la piel.

- Anti-manchas: Creados para tratar la pigmentación y el tono irregular de la piel, estos sueros son altamente efectivos para reducir la aparición de manchas oscuras con un uso constante.

- Contorno de ojos: Trata el contorno de ojos con

ingredientes poderosos para reducir las líneas de expresión y reducir la aparición de bolsas y ojeras.

- Acné: Los sueros formulados para tratar el acné eliminan marcas, destapan los poros y refinan la textura de la piel.

Crema Para la Piel Seca

Las cremas para la piel seca necesitan contener nutrientes que retengan el agua dentro de la piel. Con la aplicación consistente y correcta a lo largo del tiempo, estos ingredientes conducirán a una piel de apariencia más saludable. No hay necesidad de sentirse avergonzada si tienes la piel seca, cualquiera puede contraerla. La piel seca puede convertirse en una batalla de por vida si no tomamos medidas para cortar la condición de raíz (Zonadamas, 2021).

Tratamiento de la piel muy seca

La piel anormalmente seca es una afección que a veces se llama xerosis cutánea. El nombre proviene de la palabra griega "Xero" que significa "seco". Los tratamientos deben contener ingredientes humectantes, hidratantes y que repongan los lípidos.

Los humectantes, como las siliconas, no tienen un olor fuerte y no son comedogénicos, es decir, no registran los poros para crear puntos negros. Encontrarás siliconas en muchas formulaciones sin grasa. Las siliconas dan a los productos de belleza un acabado suave y sedoso que se siente lujoso en la piel. Además de mejorar la sensación de los productos de belleza, estas pequeñas moléculas se encuentran en endiduras y grietas en la piel. ¿El resultado? ¡Una piel de aspecto y sensación más suave!

Los ingredientes hidratantes crean una capa que funciona como barrera. Por esta razón, el ácido hialurónico se utiliza en muchos productos para el cuidado de la piel. Este poderoso ingrediente tiene excelentes propiedades hidratantes y restaura la flexibilidad y elasticidad de la piel.

Los reponedores de lípidos dan consistencia y cohesión a las formulaciones de piel seca. Pueden mejorar la piel de muchas maneras y tienen propiedades anti-inflamatorias, antimicrobianas e inmunogénicas. Busca en la etiqueta ácido linoleico, gamma-linolénico o alquídico. Estos ingredientes se derivan de fuentes vegetales como la onagra, la jojoba, el karité, el olivo, el germen de trigo y los aceites de girasol. Otros ingredientes amantes de la piel a tener en cuenta son la sábila y la avena. Estos ingredientes tienen propiedades hidratantes y antiinflamatorias y pueden prevenir la picazón.

Pasos para cuidar la piel seca

Tómate unos minutos para cuidar tu piel y para mantenerla alejada de la sequedad. La constancia es clave para mantener la piel seca bajo control, y el orden en que se aplican los productos es importante. Tu rutina diaria de cuidado de la piel seca debe verse algo como esto:

- Limpiar la piel dos veces al día (mañana y noche).

- Aplicación de tóner para equilibrar el pH.

- Aplicación de suero. ¡Este es un paso vital! El suero penetra en la piel profundamente y aumenta el funcionamiento de su crema hidratante.

- Siguiendo con una crema hidratante. El producto debe estar formulado para pieles secas para evitar la pérdida de agua. Busca una crema hidratante que sea rica en aceites vegetales, vitamina E y ácido hialurónico.

- Por último, aplicar protector solar. Usa un SPF adecuado para tu tipo de piel según lo determinado por la Escala de Fitzpatrick.

No olvides incluir los otros hábitos saludables de la piel que ya hemos comentado, como beber suficiente agua y desmaquillarte con los productos correctos. Estos pasos ayudarán a retener la humedad para dejarte con una piel suave y flexible.

Evaluación de productos para la piel seca

Seleccionar el producto adecuado para la piel seca puede ser complicado. Algunas formulaciones desencadenan reacciones alérgicas e inflamación. Si encuentras que experimentas reacciones alérgicas fácilmente, lo mejor es consultar a tu dermatólogo para obtener orientación. En la mayoría de los casos, se recomendará un producto hipoalergénico. Estos productos suelen estar libres de fragancias, color y otros irritantes comunes. Para que un producto sea realmente considerado hipoalergénico debe cumplir dos condiciones:

- No debe contener ingredientes que desencadenaron una reacción alérgica en el uno por ciento de la población en los últimos cinco años. Las pautas son bastante estrictas y se deben estudiar al menos 1.000 pacientes antes de que un ingrediente se considere hipoalergénico.

- Busca en la etiqueta. Si contiene algún ingrediente para el que no hay datos publicados en los últimos cinco años, el producto no puede considerarse hipoalergénico.

Un buen producto para la piel seca contendrá antioxidantes. Estos ingredientes protegen nuestras células de la piel del daño causado por los radicales libres y los signos visibles del envejecimiento. Los antioxidantes amantes de la piel incluyen vitamina E, vitamina C, retinol, niacinamida y flavonoides. Estos nutrientes los exploraremos con más detalle en el capítulo ocho. Cada uno de estos ingredientes tiene una función ligeramente diferente que abordaré a continuación.

- Vitamina E: La piel seca, quebradiza y sensible se beneficia de la capacidad de la vitamina E para regenerar la piel.

- Retinol: Se utiliza para mejorar la apariencia de la piel y ayuda a desencadenar la renovación celular.

- Vitamina C: Este antioxidante natural combate activamente el proceso de envejecimiento y ayuda a reconstruir los tejidos celulares.

- Niacinamida: Ayuda a mejorar la circulación san-guínea y reduce la aparición de líneas finas, arru-gas y manchas.

- Flavonoides: Estos ingredientes ayudan a prote-ger el cuerpo y se encuentran naturalmente en una variedad de frutas y verduras.

- Resveratrol: Juega un papel en la reafirmación de la piel y la mejora de la producción de colágeno. Este ingrediente también es antiinflamatorio.

Crema Despigmentante Facial

Los tratamientos en esta categoría generalmente tienen su propia lengua franca, lo que hace que la tarea de seleccionar el producto correcto para tus necesidades sea bastante desalentadora. Antes de sumergirnos en la mecánica más profunda de estas cremas, debemos tratar a cerca de lo qué son las cremas despigmen-tantes.

Las cremas despigmentantes tienen muchos nombres. Las palabras descriptivas como iluminador, aclarador, blanqueadpr o desvanecedor, a menudo se pueden ver en la etiqueta. Estos productos son tratamientos cos-méticos que contienen principios activos para inhibir la producción de melanina, aclarando así la piel (Navarro, 2021a).

La inhibición de la producción de melanina es una estrategia útil para reducir las manchas, eliminando eventualmente su apariencia. Las cremas despigmentantes se utilizan para tratar las manchas oscuras y prevenir las nuevas. El sol, el envejecimiento y las hormonas son las principales razones por las que recurrimos a las cremas despigmentantes. Cabe señalar que, al usar estas cremas, se deben producir algunos cambios en el estilo de vida. Si tus manchas son causadas por el sol, trata de limitar la exposición al sol y usa el protector solar apropiado.

Las cremas despigmentantes generalmente contienen vitamina C, alfa hidroxiácidos, vitamina B3, serina, ácido azelaico y otros ingredientes activos aclarantes que trabajan para reducir la aparición de manchas (Nicolas, 2019). Estos ingredientes proporcionan cierta protección solar, pero aún se recomienda el uso de un protector solar adecuado.

Aplicación de crema

Cada producto proporciona algunas pautas con respecto al uso y la aplicación adecuados. Generalmente, una pequeña cantidad del producto se aplica a una cara limpia y seca. No trates las cremas despigmentantes como un tratamiento puntual. Estos productos deben aplicarse uniformemente en toda la cara. Deja que el producto repose durante una hora antes de continuar con tu rutina habitual de cuidado de la piel.

Deberás ser paciente y coherente con la aplicación del producto, ya que los efectos suelen ser notables a partir de las seis semanas. Opta por cremas despigmentantes que se venden en farmacias para garantizar una mejor calidad. A continuación, compartiré algunos consejos para ayudarte a obtener el mejor resultado de tu producto preferido.

- Aplica por la noche. Las cremas despigmentantes tienden a ser más efectivas por la noche. Sin embargo, siempre lee la etiqueta del producto, ya que algunas cremas son adecuadas para uso diurno.

- Usa protector solar. Incluso si tu producto preferido tiene un protector solar incorporado, todavía es recomendable usar un protector solar apropiado para tu piel. A menudo, el SPF en las cremas despigmentantes proporciona una protección inadecuada contra el sol, por lo que no puedes confiar solo en eso.

- No abuses. Estos tratamientos están diseñados

para durar unas pocas semanas. Si no hay una mejoría notable, habla con un dermatólogo.

Crema Para la Piel Grasa

La piel grasa presenta un desafío único. El secreto de una piel bella e hidratada radica en lograr el equilibrio. Más específicamente, un equilibrio entre el exceso de producción de sebo y la humedad natural en la piel. La limpieza diaria es esencial para minimizar el sebo en la cara y mantener óptimos los niveles de pH de la piel. Los exfoliantes son un complemento maravilloso para cualquier rutina de cuidado de tu cara. El uso regular combate los puntos negros y unifica la textura de la piel. Al limpiar tu rostro, es importante masajearlo con las yemas de los dedos. Hacerlo asegurará que el aceite y las impurezas se emulsionen con el producto de limpieza, lo que resultará en una limpieza profunda y exhaustiva.

Un buen producto para la piel grasa matificará la cara. Las formulaciones hipoalergénicas deben contener ingredientes que no obstruyan los poros. Beber agua es un hábito bueno y saludable para desarrollar y es esencial para prevenir la sobreproducción de sebo. Así que no dudes en buscar ese refrescante vaso de agua. ¡Tu piel te lo agradecerá!

Selección de una crema

El sello distintivo de la piel grasa es el exceso de producción de sebo. Una crema hidratante regular simplemente no la cortará. Los geles son por mucho, la mejor opción. Estos productos a base de agua se absorben fácilmente y no te dejarán con los poros obstruidos.

Fíjate en la etiqueta de los productos indicados para la piel. Estas fórmulas deben contener ingredientes nutritivos como la vitamina E, las algas marinas y la vitamina C. Estos ingredientes ofrecen una hidratación superior sin obstruir los poros.

Finalmente, el producto debe ofrecer alguna medida de protección solar para evitar el sol y el envejecimiento prematuro.

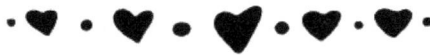

· ♥ · ♥ · ♥ · ♥ · ♥ ·

Crema Antiarrugas

Es posible que te sorprendas al saber que las cremas antiarrugas hacen más que simplemente combatir las arrugas. Desempeñan un papel en la reparación de la dermis gracias a las altas concentraciones de ingredientes nutritivos. Además de su función reparadora, estas cremas suelen tener una acción exfoliante para eliminar las células muertas de la piel y mejorar su textura (Henríquez, 2018).

Muchas personas optan por comprar cremas antiarrugas sin receta solo para decepcionarse por los resultados. La diferencia entre las cremas de venta libre y las cremas recetadas es simple, pero muy importante. Las cremas de venta libre no se clasifican como medicamentos, por lo tanto, no se necesita investigación científica para demostrar su eficacia (Mayo Clinic, 2019). Esto significa que todos esos ingredientes amantes de la piel necesarios para combatir las líneas finas están presentes en concentraciones más bajas en estos productos.

La eficacia de las cremas antiarrugas depende en gran medida de la concentración de ingredientes activos. Los ingredientes populares en los productos incluyen retinoides, hidroxiácidos, vitamina C, coenzima Q10, péptidos, extractos de té, extractos de semillas de uva y niacinamida. Estos ingredientes están presentes en concentraciones mucho más bajas en cremas sin receta. Esto significa que los resultados obtenidos a menudo son de corta duración. Para obtener los mejores resultados, busca una crema antiarrugas que contenga estos ingredientes en concentraciones relativamente altas. Las cremas antiarrugas deben aplicarse diariamente y de manera consistente para obtener resultados notables. Si descontinuamos el uso del producto tan pronto como veamos una mejora, es probable que nuestra piel vuelva a su apariencia anterior. También debemos tener en cuenta que algunos productos pueden causar efectos secundarios. Si experimentas ardor, erupciones cutáneas o enrojecimiento, suspende el uso del producto y consulta a un dermatólogo.

Maximizando tu régimen antiarrugas

No es ningún secreto que los resultados de las cremas antiarrugas variarán con cada producto e individuo. Afortunadamente, hay algunos pasos que puedes tomar para mejorar los resultados y aprovechar al máximo tu régimen antiarrugas.

- La protección solar es vital. La protección solar puede ser tan simple como usar un sombrero y protector solar cuando te aventuras a la intemperie. Selecciona productos con protector solar de espectro ancho incorporado para una máxima protección.

- No te olvides de hidratar. Los humectantes aumentan el contenido de agua de nuestra piel y pueden mejorar temporalmente la apariencia del rostro.

- Aléjate del cigarrillo. Fumar estrecha los vasos

sanguíneos en las capas más externas de nuestra piel. Los vasos sanguíneos estrechos significan que menos nutrientes están llegando a esta parte de la piel, dañando el colágeno y la elastina en la piel. Esto conduce a arrugas prematuras y flacidez de la piel.

Crema Facial Nutritiva

Hay una clara diferencia entre cremas nutritivas y cremas hidratantes. Las cremas hidratantes ayudan a aumentar el contenido de agua en la piel, mientras que las cremas nutritivas están diseñadas para enriquecer la piel con lípidos. Estas cremas ayudan a hidratar y regenerar la piel, aportando vitaminas, proteínas y lípidos.

Utilizamos cremas nutritivas por la noche. Estas cremas contienen ingredientes derivados de las vitaminas E y C, así como otros potentes antioxidantes. La exposición al sol destruye la potencia de estos en los ingredientes, haciéndolos ineficaces. Además de proteger la integridad de los ingredientes, otra razón importante por la que aplicamos cremas nutritivas por la noche es que estas cremas funcionan mejor cuando la cara está relajada. El sueño es un poderoso aliado y ayuda a activar estos preciosos ingredientes para desencadenar la renovación celular mejorando la suavidad y elasticidad.

Uso y aplicación

Las cremas nutritivas (a veces denominadas cremas regeneradoras) deben usarse a partir de los 30 años, aunque si tienes la piel particularmente seca, puedes usarlas en una etapa más temprana. A los 30 años, el proceso de renovación celular comienza a ralentizarse, el colágeno y la elastina se descomponen más rápido y los signos de vida (arrugas, bolsas debajo de los ojos y patas de gallo) comienzan a aparecer (Sinrich, 2018). La actividad de las hormonas también contribuye a estos cambios. Las cremas nutritivas le dan a la piel una mano amiga al retrasar los signos del envejecimiento.

Lo mejor es aplicar cremas nutritivas antes de estar lista para ir a la cama. Después de limpiar y tonificar la cara, usa una pequeña cantidad y extiéndela uniformemente. Masajea tu cara con las yemas de los dedos para asegurarte de que el producto se absorba completamente en la piel.

Bálsamo Labial

Desde deliciosos sabores afrutados hasta juguetones toques de color, no hay escasez de variedad cuando se trata del bálsamo labial. Estos productos generalmente se basan en fórmulas cerosas que están diseñadas para proteger los labios contra el agrietamiento y el secado. Los bálsamos labiales no siempre fueron el popurrí afrutado que conocemos y amamos: ¡en el siglo IXX era bastante común usar cerumen de oido para proteger los labios (TechnoReviews, 2019)!

Afortunadamente, los bálsamos labiales han evolucionado considerablemente desde esos primeros días y las formulaciones modernas a menudo contienen cera de abejas, manteca de cacao o carnauba. El mercado de bálsamo labial se puede dividir en tres grupos: bálsamos que contienen protector solar, bálsamos de colores y bálsamos labiales de crema hidratante.

Se recomiendan bálsamos que contengan protector solar si estás planeando cualquier tipo de exposición prolongada al sol (como tomar el sol, caminar, nadar, etc.). Los bálsamos labiales de colores se usan comúnmente para reemplazar los lápices labiales y pueden mejorar los labios con un delicioso toque de color. Los bálsamos labiales hidratantes son los mejores para usar cuando tenemos los labios secos o cuando la temperatura desciende para proporcionar protección contra el agrietamiento.

Antes de comprar un bálsamo labial, echa un vistazo al empaque, fragancias, sabores, pigmentación y protección solar que ofrece el producto.

Comúnmente, el bálsamo labial se presenta en un empaque bastante similar al lápiz labial. Esto permite una fácil aplicación y transporte. Algunos bálsamos se envasan en potes pequeños, en cuyo caso deberás usar tu dedo o una brochita para aplicarlo.

Muchos bálsamos labiales tienen pigmentación y pueden ser una alternativa útil al lápiz labial. Si tienes alergias, lo mejor es optar por un bálsamo labial básico que no tenga pigmento, perfume o sabor.

Nuestros labios son bastante sensibles y un bálsamo labial con protección UVA y UVB incorporado es útil para proteger esta delicada área contra los rayos del sol.

El uso regular de bálsamos labiales pueden ayudar a evitar que los labios se vean viejos. ¡Sí, los labios pueden envejecer! Con el tiempo se vuelven más delgados y muestran pequeñas arrugas. Mantenerlos nutridos e hidratados puede asegurar que los signos del envejecimiento se retrasen.

Protector Solar

Usar la escala de Fitzpatrick para elegir el SPF correcto para tu protector solar es útil para una protección adecuada, sin embargo, puede ser difícil saber si debes elegir una crema, gel, aerosol o barra. A continuación, encontrarás consejos que te ayudarán a seleccionar el protector solar correcto para tus necesidades.

- Usa cremas para la piel seca, geles en áreas peludas y en barra para proteger el área delicada de los ojos.

- Opta siempre que sea posible, por una protección solar de amplio espectro.

- Si un protector solar contiene ácido 4-aminobenzoico (PABA o vitamina Bx) no lo uses. Se sabe que este compuesto orgánico desencadena reacciones alérgicas.

- La piel sensible se beneficiará más de los protectores solares que tienen dióxido de titanio como ingrediente activo (Cronan, s.f.).

Rompiendo mitos sobre los protectores solares

Las personas que usan protector solar de amplio espectro envejecen a un ritmo significativamente más lento que aquellas que descuidan la aplicación del producto. El uso regular de protector solar puede reducir los signos de envejecimiento hasta en un 24% (Scripps, 2013). Con el importante papel que juega el protector solar para mantener la piel joven, es sorprendente que algunos mitos persistan. Algunos de los mitos más comunes incluyen:

- El uso de protector solar conduce a la deficiencia de vitamina D. No hay evidencia que respalde esta creencia. La fuente más probable de deficiencia de vitaminas es una dieta deficiente. Muchas fuentes de alimentos como el salmón, los huevos y la leche son ricos en vitamina D y deben incluirse en un plan de alimentación saludable.

- El protector solar no es necesario cuando hace frío o está nublado. Este es un mito muy dañino que ignora el hecho de que hasta el 40% de la radiación UV llega a la tierra en un día nublado. En adición a esto, la radiación UV puede reflejarse desde muchas superficies. Más bien, mantente segura y usa tu protector solar, incluso en días nublados. Los rayos del sol son más fuertes desde las 10 a.m. hasta las 4 p.m., en la primavera y el verano.

- La mayor parte de nuestra exposición al sol proviene de la niñez. Este malentendido universal encuentra sus raíces en un estudio. El estudio encontró que tendemos a obtener menos de una cuarta parte de nuestra exposición total al sol a la edad de 18 años (Skin Cancer Foundation, 2018). En realidad, el daño solar a la piel se acumula a lo largo de la vida, y la exposición excesiva a la luz solar puede dañar el sistema inmunológico de la piel. El daño solar se acumula y contribuye al envejecimiento prematuro. Ten en cuenta que una quemadura solar se desarrolla en un lapso de 6 a 48 horas. Puede ser demasiado tarde cuando te des cuenta de que te has quemado la piel.

Mascarillas

Estos productos actúan rápidamente y están formulados teniendo en cuenta el tipo de piel. Ayudan a purificar, hidratar e iluminar el rostro. Antes de comprar una mascarilla facial, hay dos cosas principales que debes considerar.

Primero, deberás seleccionar un producto adecuado para tu tipo de piel. La piel seca necesitará una mascarilla hidratante. La piel grasa necesita una mascarilla que absorba el exceso de sebo y humedad. Las mascarillas calmantes son la mejor opción para pieles sensibles.

En segundo lugar, deberás considerar cuándo usarás la mascarilla, pues están diseñadas para ser utilizadas por la noche para dar a la piel el tiempo suficiente de absorber todos los nutrientes presentes. Sin embargo, algunas mascarillas están destinadas a ser utilizadas antes de aplicar el maquillaje.

Todas las mascarillas tienen como objetivo mejorar la apariencia de la piel a través de la hidratación, la exfoliación y la absorción del exceso de grasa. Con este fin, encontramos muchos ingredientes diferentes que forman parte de ellas, incluyendo miel, jugo de limón, avena, yema de huevo, arcilla, yogur, pepino y café. Las máscaras faciales pueden variar desde un gel hasta formulaciones despegables y cada tipo es beneficioso para un uso específico.

- Mascarillas en gel: Se utilizan para suavizar, tonificar y refrescar la piel. Estas mascarillas ayudan a bloquear la humedad en la piel y se recomiendan para su uso en pieles grasas.

- Mascarillas en polvo: Compuesta por una base de arcilla o caolín, absorbe el exceso de grasa de la piel y producción de brotes leves. Estas mascarillas hidratan, calman e hidratan la piel.

- Mascarillas en pasta: Comúnmente hecha mezclando agua con arcilla, sales minerales o algas. Estas mascarillas son fáciles de aplicar y son ricas en antioxidantes para una apariencia juvenil y brillante.

- Mascarillas térmicas sólidas: La acción principal de estas mascarillas es aumentar la temperatura de la cara, desencadenando la transpiración. Estas absorben el exceso de sebo y pueden ayudar a eliminar los puntos negros.

- Mascarillas de barro térmico orgánico: Una alternativa natural a la mascarilla térmica sólida.

- Mascarillas de velo: Ricas en colágeno, estas mascarillas proporcionan un potente refuerzo antiarrugas a la piel.

- Máscaras faciales LED: A través de la electroestimulación, estas máscaras emiten una serie de señales de luz para tratar una variedad de problemas de la piel.

- Mascarillas de descamación: Estas mascarillas se aplican a la cara en estado semilíquido. A medida de que la mascarilla se seca, se endurece y se puede despegar fácilmente, por lo que es ideal para la limpieza facial.

Usa las mascarillas de la manera correcta

El uso de mascarillas faciales mejora la apariencia general de la piel y puede levantar el ánimo al estimular tus sentidos. Desbloquear todos los beneficios ocultos en una mascarilla facial radica en la aplicación correcta.

- Limpia tu cara. Los tipos de piel mixta y grasa se beneficiarán de la exfoliación. Ayuda a la piel a absorber de manera óptima los ingredientes nutritivos en la mascarilla. Seca tu cara con palmaditas.

- Usando las puntas de tus dedos aplica la máscara facial de su elección. Aplica el producto en toda la cara, pero evita el contorno sensible de labios y ojos.

- Deja que la mascarilla haga su magia durante 10 a 15 minutos. Algunas mascarillas funcionan más rápido, así que siempre verifica las instrucciones del fabricante para obtener la duración correcta.

- Cuando llegue el momento de quitarte la mascarilla, usa agua tibia. Usa movimientos suaves y circulares con las yemas de los dedos para "masajear" la mascarilla. Ten en cuenta que tu piel estará bastante sensible ahora, por lo que debes tomar todas las precauciones para no irritarla.

- Por último, aplica crema hidratante.

- Vuelve a aplicar la mascarilla una (o dos veces) a la semana, pero no esperes más de 15 días entre las aplicaciones para obtener los mejores resultados.

Errores que no debemos cometer con las mascarillas

Usar una mascarilla como parte de tu rutina regular de cuidado de la piel puede tener resultados maravillosos si se hace de la manera correcta. Para sacar el máximo provecho de tu rutina de belleza, trata de evitar estos errores.

- Aplicar la mascarilla sobre la piel sin lavar. Siempre debes lavarte la cara antes de aplicar una mascarilla, de lo contrario, todos esos buenos ingredientes se perderán por la suciedad y las bacterias. Una gran opción es limpiar la piel con agua micelar para purificar intensamente la piel, permitiendo la máxima absorción de la bondad de la mascarilla.

- Aplicar la mascarilla con las manos sucias. Las manos limpias son tan importantes como una cara limpia. Las manos sin lavar pueden transferir aceite y bacterias a la cara, lo que puede ser contraproducente. Para una aplicación ordenada, usa un cepillo de base plana. Mantén el cepillo a un lado y úsalo solo para aplicar mascarillas.

- Usar demasiado producto. Como con la mayoría de las cosas para el cuidado de la piel, menos, es más. La aplicación de una capa súper gruesa del producto no te dará mejores resultados, solo desperdiciarás el producto. Una sola capa uniforme es suficiente.

- Usar la mascarilla de velo tal cual. Muchas veces las máscaras de velo no encajan perfectamente en la cara, creando burbujas y dejando otras áreas descubiertas. Sin embargo, este problema se puede resolver fácilmente con un par de tijeras. Elimina cualquier exceso para garantizar un mejor ajuste.

- Usar mascarillas solo mientras estás despierta. Algunas mascarillas están formuladas para usarse durante la noche, mientras que otras están destinadas a darle un impulso a tu cara antes de aplicar el maquillaje. Siempre verifica las instrucciones del fabricante para asegurarte de conocer para qué está destinada la mascarilla y cuándo debe usarse.

- Dejar la mascarilla demasiado tiempo. Si una mascarilla no está indicada para uso nocturno, ¡ten en cuenta el tiempo! Dejar las máscaras puestas durante un período prolongado de tiempo no significa que obtendrás los mejores resultados. Algunos ingredientes pueden irritar cuando se dejan en la piel durante demasiado tiempo. Establecer un temporizador es una estrategia útil para evitar este problema.

- Descuidar la hidratación. Las mascarillas proporcionan un impulso adicional a la piel, pero esto no significa que la hidratación del rostro deba ser ignorada. Si ignoramos el paso hidratante, el enmascaramiento puede resultar en una piel seca e irritada (Evans, 2022).

- Usar una sola mascarilla. Limitarte al uso de una sola mascarilla puede no ser una estrategia efectiva para abordar ciertos problemas de la piel. Cuando nos aplicamos dos o tres mascarillas diferentes en distintas áreas de la cara, podemos enfocarnos en ciertas preocupaciones de manera más efectiva. Esta es una práctica conocida como "Multimasking". Si tienes piel mixta, es posible que desees aplicar una máscara de arcilla en la zona T y una máscara hidratante en las mejillas para un resultado más personalizado.

· ♥ · ♥ · ♥ · ♥ · ♥ ·

Cuidado Según el Tipo de Piel

Lo más probable es que tu rutina diurna y nocturna siga los mismos pasos básicos de limpieza, tonificación, nutrición de la piel e hidratación. Dicho esto, nuestra piel tiene diferentes necesidades de cuidado durante el día y la noche. Estas necesidades se deben al ritmo circadiano de la piel. La piel se vuelve más permeable durante la noche, lo que hace que las cremas hidratantes y otros tratamientos tópicos sean más efectivos (Lyons et al., 2019). Estos cambios deben tenerse en cuenta a la hora de considerar el cuidado de la piel. Por esta razón, ciertos productos están formulados para uso diurno y nocturno.

Por la mañana, tu rutina de cuidado de la piel debe centrarse en la protección. Tan pronto como salgas de su casa, tu piel estará expuesta a los rayos UV, la contaminación y los factores ambientales. Estas variables pueden desencadenar el estrés oxidativo, lo que resulta en una piel que se siente delgada, débil y poco saludable. Siempre es una buena idea incluir un suero antioxidante y una crema hidratante en tu rutina matutina, seguido de protector solar. Opta por productos ligeros si planeas usar maquillaje.

Tu rutina nocturna debe centrarse en limpiar y nutrir profundamente la piel. Usa los productos para el cuidado de la piel más exigentes por la noche para obtener el máximo beneficio. Ten en cuenta que el aumento de la permeabilidad de tu piel durante la noche puede conducir a la pérdida de humedad, así que no te saltes tu crema nutritiva o regeneradora.

Cada cara es diferente, por lo que tendremos que adoptar una rutina de cuidado que se adapte a nuestro tipo de piel específico. La piel seca requiere un cuidado diferente al de la piel grasa o sensible. Cuando usamos una rutina de cuidado de la piel que no es adecuada para nuestro tipo de piel, podemos fomentar el envejecimiento prematuro, desencadenar irritación y causar la formación de manchas.

Rutina del cuidado de la piel grasa

El acné y los brotes son más propensos a aparecer en la piel grasa debido a la acumulación excesiva de aceite. Tu rutina de cuidado debe centrarse en el control del aceite para prevenir problemas futuros. Estos serán los pasos para seguir:

- Exfolia una vez a la semana (dos veces si es necesario).

- Usa una mascarilla de arcilla una vez a la semana.

- Limpia la piel dos veces al día, seguido de un tónico y suero. Utiliza los productos de día y de noche adecuados indicados para tu tipo de piel. Usa formulaciones de gel para un cuidado de la piel efectivo y no graso.

- Alimenta tu piel con un gel nutritivo.

- Termina la rutina con protector solar por la mañana.

Rutina de cuidado de la piel seca

El cuidado de la piel seca debe centrarte en mantener la máxima humedad en la piel. Si este es tu tipo de piel, tu rutina se verá algo como esto:

- Exfolia y usa una mascarilla hidratante semanalmente.

- Limpia y tonifica tu piel por la mañana.

- Aplica un suero hidratante seguido de una crema hidratante.

- Termina la rutina con protector solar.

- Es posible que debas volver a aplicar la crema

hidratante durante todo el día si tu piel está extremadamente seca.

- Por la noche es importante limpiar la piel con leche, seguida de un tónico y suero. Por último, nutre tu piel con una crema apropiada para la noche.

Rutina de cuidado de la piel mixta

La zona T tiende a volverse aceitosa mientras que las mejillas se secan. Esto hace que la piel mixta sea un poco complicada y requerirá un cuidado especial para cada parte de la cara.

- Exfolia semanalmente, seguido de una mascarilla. Utiliza la técnica del multimasking para controlar la producción de aceite en la zona T, mientras hidratas y nutres las mejillas.

- Limpia dos veces al día. Usa agua micelar, seguida de un tóner para mantener el aceite a raya.

- Después de la limpieza, aplica suero, seguido de una crema hidratante indicada para pieles mixtas. Usa una crema nutritiva y revitalizante para complementar tu rutina por la noche.

- Termina tu rutina con protector solar por la

mañana.

Rutina del cuidado de la piel normal

Este tipo de piel es relativamente fácil de cuidar. Utiliza productos indicados para tu tipo de piel para obtener resultados óptimos. La rutina de cuidado de la piel para los tipos de pieles normales se verá algo como esto:

- Exfolia la piel semanalmente, seguido de una mascarilla.

- Limpia la piel dos veces al día y aplica tónico.

- Aplica suero e hidrata con la crema de día o de noche adecuada.

- Termina tu rutina diurna con protector solar.

Rutina de cuidado de la piel sensible

La piel sensible es propensa al enrojecimiento y la irritación. Tu rutina de cuidado de la piel tendrá que equilibrar, calmar e hidratar la piel. Ten en cuenta que la piel sensible puede ser muy reactiva a los nuevos productos, así que trata de mantener tu rutina lo más ágil posible y evita cualquier ingrediente o fragancia áspera.

- Aplica una mascarilla suave semanalmente. Selecciona una con ingredientes calmantes e hidratantes indicados para pieles sensibles.

- Limpia dos veces al día, seguido de un tóner.

- Aplica un suero profundamente hidratante después de tonificar la piel.

- Después del suero, aplica una crema para retener la humedad. Concéntrate en nutrir la piel por la noche.

- Por la mañana, aplica protector solar.

Ahora que los conceptos básicos de un buen cuidado de la piel están cubiertos, es posible que desees aprender a tratar las pigmentaciones y las manchas oscuras. En el próximo capítulo, arrojaré algo de luz sobre por qué las mujeres latinas luchamos con las manchas oscuras, cómo se pueden tratar y prevenir.

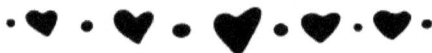

· ❤ · ❤ · ❤ · ❤ · ❤ ·

3
Manchas en la Cara

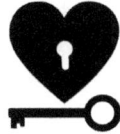

Las marcas oscuras y la decoloración en la piel se refieren comúnmente como manchas. La piel latina es particularmente propensa a producir más melanina, lo que puede dar lugar a alteraciones de la pigmentación, es decir, manchas (Robledo, 2021). En la mayoría de los casos, las manchas son inofensivas, pero es posible que deseemos tratarlas por razones estéticas. Es mas difícil asignar una edad menor a alguien con piel manchada que a una mujer con un tono de piel uniforme.

Diferentes manchas aparecen en la piel. Ser capaz de diferenciar entre ellas su origen y ajustar tu rutina de cuidados de la piel en consecuencia, es la clave para obtener resultados exitosos. Las manchas pueden variar de rosa y rojo a blanco en color, pero en la mayoría de los casos son de color marrón. Las manchas marrones están relacionadas con la producción anormal de melanina y aparecen con mayor frecuencia en la cara, las manos y el escote, nuestras partes del cuerpo más expuestas al sol. Estas manchas cafés se conocen como manchas hiperpigmentadas y pueden variar en tamaño, forma, color y origen. Lunares, pecas, lentigos solares y melasma son ejemplos de hiperpigmentación.

Tipos de Manchas

Las manchas pueden aparecer a través de una combinación de la exposición al sol, hormonas y factores hereditarios. Las pecas son típicamente hereditarias y varían de color marrón oscuro a amarillo. Los lunares y los lentigos solares (manchas solares o manchas de la edad) se forman a través de la acumulación de melanocitos y melanina en las capas superiores de la piel. Por lo general, no son muy grandes, pero la exposición al sol puede hacer que aparezcan más.

Otras imperfecciones aparecen cuando aumenta la melanina en un área específica. A veces, la piel produce melanina adicional después de una lesión o irritación. Esto se llama pigmentación post inflamatoria (PIH). Estas marcas tienden a ser planas y pueden variar de color rosa a marrón grisáceo y generalmente se desarrollan a partir de marcas y cicatrices de acné. Cuando tenemos una herida, el cuerpo produce melanina como respuesta al daño celular, lo que resulta en marcas oscuras en la superficie de la piel (Pond's, s.f.). Otras veces se pueden desarrollar parches de pigmentación debido a cambios hormonales o exposición al sol, llamado melasma. Las mujeres embarazadas son más propensas a desarrollar melasma y los casos extensos pueden cubrir áreas enteras de la cara.

La mayoría de las imperfecciones aparecen en nuestra piel durante el verano y el otoño. Durante estos meses tendemos a exponer nuestra piel al sol durante periodos más largos. A menudo, esta exposición va de la mano con una protección solar inadecuada. El otoño es un momento en el que la mayoría de las mujeres buscar cremas despigmentantes, que funcionan bastante bien cuando las manchas no son profundas en la piel.

Prevención de Manchas

La piel tiene memoria. Esto significa que el daño solar se acumula y que puede provocar la aparición de manchas en la piel. Prevenir las manchas es mucho más fácil que tratarlas y solo requiere unos pocos cambios pequeños en tu estilo de vida.

- Siempre usa protector solar. El protector solar debe aplicarse antes de que tu piel esté expuesta al sol. La mayoría de los casos de envejecimiento prematuro, pecas, manchas solares y melasma son causados principalmente por el sol. Cuando protegemos la piel con un SPF adecuado estos problemas son menos propensos a aparecer.

- Cúbrete. Bloquea la luz solar directa además de usar religiosamente protector solar. Una forma simple y moderna de hacerlo es usando un sombrero y gafas de sol. Busca gafas de sol que tengan protección UV y opta por un sombrero de ala ancha para mantener tu rostro bajo la sombra.

- Los antioxidantes son tus amigos. Los productos para el cuidado de la piel con antioxidantes como ingredientes activos son un buen comienzo, pero no puedes confiar solo en ellos. Refuerza tu régimen de cuidado de la piel a través de una dieta saludable rica en verduras de hoja verde, cítricos, bayas y alimentos que contienen Omega-3. Las fuentes dietéticas de antioxidantes ayudan a reducir el daño causado por los radicales libres y mantener la piel sana y brillante. Recuerda, tu piel es esencialmente una carta de presentación para tu salud. Por lo tanto, si tu cuerpo está sano, tu piel rechazará ser afectada.

- Exfoliante e ilumínate. No hay necesidad de preocuparse si la piel ya está mostrando algunos signos de daño. La exfoliación regular y el uso de un suero iluminador pueden ayudar a desvanecer las manchas con el tiempo. Si las manchas son muy oscuras, dolorosas y ásperas, consulta a un dermatólogo de inmediato.

- Nutriprotector para personas de piel clara. Si te quemas fácilmente, puede ser lo mejor para ti usar un nutriprotector. Estas cápsulas preparan la piel antes de la exposición al sol y pueden ayudar a crear un bronceado uniforme y duradero (Farmacia Maiz Piat, 2019).

- Protege tus cicatrices. Las cicatrices siempre deben protegerse del sol. La piel en estas áreas es más sensible y tiende a colorearse con fácilidad.

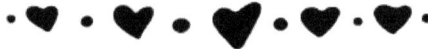

· ♥ · ♥ · ♥ · ♥ · ♥ ·

Tratamientos Contra las Manchas

Las opciones de tratamiento de venta libre para las imperfecciones generalmente se realizan alrededor de cremas despigmentantes. Estos productos pueden ser muy efectivos siempre y cuando estén correctamente formulados. Los ingredientes clave a buscar son el retinol y la vitamina C.

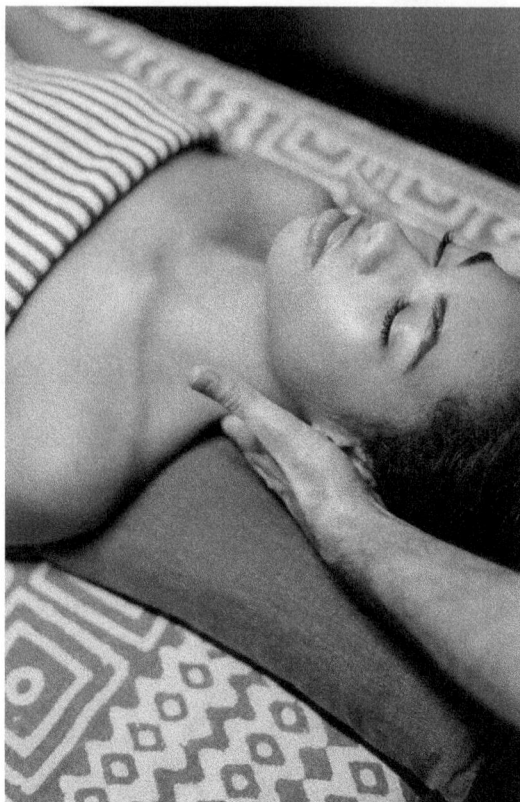

El retinol es eficaz para retrasar los signos del envejecimiento y mejora la apariencia de las líneas de expresión. Puede mejorar la apariencia de las manchas
oscuras para una tez bellamente uniforme. El retinol
actúa como agente exfoliante y favorece la renovación
celular, pero debemos tener en cuenta que no todos los
retinoides son iguales. El ácido retinoico solo se puede
obtener con receta médica, mientras que otras formas
de retinol (retinaldehído o retinil) se encuentran más
comúnmente en cremas de venta libre. Otra cosa que
debemos considerar es la concentración de los ingredientes activos. Cuanto mayor sea la concentración, may-

or será la eficacia, pero también aumenta el riesgo de irritación de la piel.

La vitamina C es otro ingrediente ampliamente utilizado para combatir las manchas de pigmentación. Se ha demostrado que el uso continuo mejora la apariencia de la piel, ilumina el tono de la piel y ayuda a restaurar y calmar la piel. Este antioxidante funciona protegiendo la piel del daño causado por los radicales libres y estimula la producción de colágeno y elastina. Para la aplicación tópica, hay principalmente dos tipos que podemos encontrar. La vitamina C pura (ácido L-ascórbico) es la más efectiva, pero también la más irritante para la piel. Esta forma de vitamina C es notoriamente inestable y puede perder su eficacia rápidamente si se almacena incorrectamente. La versión estabilizada, es el ácido etílico ascórbico, generalmente se tolera mejor en la piel, pero no es tan efectivo. En cremas y sueros, el ingrediente a menudo se identifica como "ácido ascórbico".

El producto de tratamiento que elijas debe venir en un recipiente opaco para proteger los ingredientes de la exposición al sol y la luz. Además, estos ingredientes pueden oxidarse y hacer que la piel se vea "sucia", por lo que un exfoliante semanal debe acompañar tu tratamiento.

Los sueros iluminadores que contienen vitamina C y niacinamida se pueden usar juntos para suavizar la apariencia de las manchas. Estos ingredientes actúan con diferentes mecanismos y se complementan entre sí, dejando tu piel suave, flexible y menos manchada con un uso constante.

Los tratamientos de venta libre son más efectivos para reducir la prominencia de las manchas de pigmentación recientes y a nivel de superficie. Estos tratamientos no son adecuados para manchas más profundas.

Opciones para Eliminación de Manchas

Un profesional podrá proporcionar un tratamiento para las manchas más obstinadas de la cara. Dependiendo del diagnóstico, el profesional puede sugerir varias opciones que incluyen láser, peeling con químicos o tratamiento oral. Echemos un vistazo más de cerca a las opciones de tratamiento que tu dermatólogo podría ofrecer.

Hidroquinona

Este es uno de los tratamientos más utilizados para las marcas oscuras (hiperpigmentación) en la cara. Típicamente prescrita como una crema despigmentante, la hidroquinona a menudo se combina con ácido kójico y ácido retinoico para eliminar las manchas profundas dentro de la piel (Podlipnik, 2021). El ácido retinoico se usa a menudo para tratar manchas y mejorar la apariencia de las arrugas. Sus propiedades de control de aceite lo convierten en un ingrediente adecuado en el tratamiento del acné también.

La hidroquinona inhibe la producción de melanina, que aclara las manchas con el tiempo. En promedio, los resultados visibles se pueden ver en la semana ocho de tratamiento. Esta crema despigmentante suele estar indicada para su uso en manchas faciales después del embarazo. Si bien la hidroquinona es generalmente segura de usar, algunas personas pueden experimentar piel seca, picazón e irritación como efectos secundarios. Es una buena idea realizar una prueba de parche antes de usar cremas, geles o lociones de hidroquinona. Simplemente aplica una pequeña cantidad del producto sobre tu piel. Pon atención a los signos de irritación: si la piel parece normal, es seguro comenzar el tratamiento.

Tratamiento con láser

Una opción más agresiva que la crema mencionada anteriormente es el tratamiento con láser, este puede eliminar las manchas marrones en la cara a través de la energía de la luz concentrada. Algunos láseres se dirigen al pigmento, mientras que otros eliminan la piel por capas. Esta opción de tratamiento se reserva mejor para las manchas de la edad y el daño solar crónico. Los tratamientos generalmente se programan para ser de cuatro a seis semanas de diferencia para darle a la piel el tiempo suficiente para sanar.

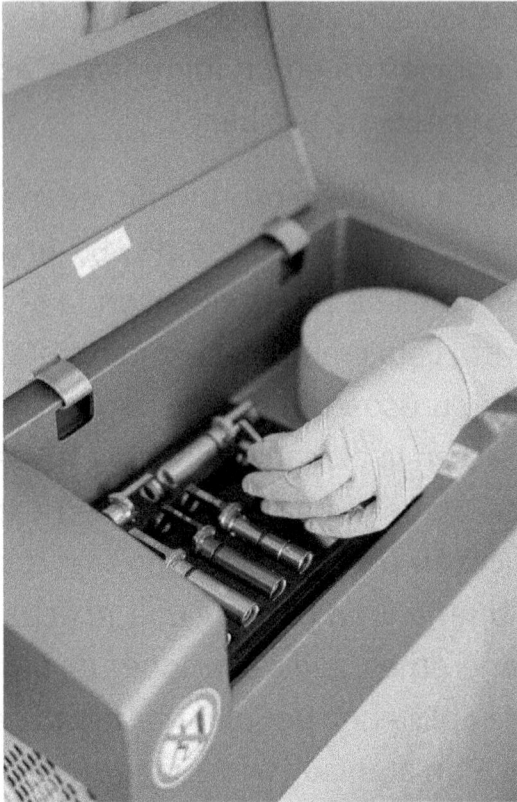

Micro-Punción

Cuando el tratamiento con láser no es una opción (debido a razones médicas o de otro tipo), las microagujas entran en juego. Este tratamiento mínimamente invasivo utiliza delicadas agujas de titanio para estimular la producción de colágeno en la piel. Las microagujas mejoran la elasticidad y a menudo se usan en combinación con tratamientos tópicos. Estos tratamientos contendrían ácido tranexámico o también vitamina C, los cuales tienen poderosos efectos sobre las imperfecciones. Por lo general, se requiere un mínimo de tres sesiones. Estos tratamientos están programados para realizarse con un espacio de seis semanas.

Peelings químicos

Estos tratamientos se centran en eliminar las capas superiores de la piel, estimular la producción de colágeno con el tiempo y reducir la aparición de manchas oscuras. Los ingredientes activos típicos en los peelings químicos son glicólico, mandélico, salicílico y ácido láctico. Las sesiones generalmente están programadas para ser con un mes de diferencia. Los peelings se suscriben a una regla universal: cuanto más potente sea el peeling, menos sesiones necesitarás. Por supuesto, con el aumento de la potencia viene un aumento de las complicaciones. Los peelings potentes no se recomiendan para pieles sensibles y solo deben ser realizados por una persona calificada. Hay muchas versiones que puedes usar en casa, pero estos peelings generalmente no penetran en la piel lo suficientemente profundo como para marcar la diferencia en las imperfecciones.

Tratamientos orales

El ácido tranexámico es un medicamento oral que inhibe la producción de melanina. Este medicamento generalmente se usa en los casos en que la piel produce demasiada melanina, como es el caso del melasma. El ácido tranexámico es un tratamiento de segunda línea y se puede utilizar durante el verano cuando se suspende el uso de cremas despigmentantes.

Remedios Caseros y Eliminación de Manchas

Una búsqueda rápida en Internet es suficiente para descubrir una gran cantidad de remedios "naturales" y caseros para eliminar las marcas oscuras. Muchos de estos tratamientos pueden no tener ninguna prueba y pueden tener efectos secundarios graves. Los ingredientes comunes entre estas cervezas caseras incluyen el limón, bicarbonato de sodio y vinagre de sidra de manzana. A veces, estos tratamientos pueden empeorar las manchas y desencadenar una dermatitis. La hiperpigmentación post-inflamatoria (inflamación que oscurece la piel) puede hacer que las manchas empeoren. El tratamiento puede volverse difícil si las manchas empeoran más allá de cierto punto. Otros ingredientes dañinos incluyen corticosteroides y mercurio. La aplicación de remedios con estos ingredientes puede provocar acné iatrogénico (acné causado por el tratamiento), erupciones faciales y piel frágil. En pocas palabras, no vale la pena arriesgar tu hermosa cara con un remedio casero. Los profesionales son capaces de mejorar de manera segura y efectiva la apariencia de las imperfecciones. Los resultados son más duraderos y garantizan ser mucho más suaves para la piel.

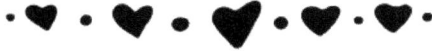

· ❤ · ❤ · ❤ · ❤ · ❤ ·

4
Ojeras en Latinas

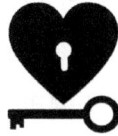

Muchas mujeres tienen hipercromía idiopática del anillo orbitario. Es posible que conozcas la afección bajo un nombre más familiar: ojeras. Las ojeras pueden aparecer debajo de los ojos incluso cuando se siguen los mejores regímenes de cuidado de la piel. La mayoría de las veces, se supone que la aparición de estos huéspedes no deseados se debe a la falta de sueño. La verdad es que las ojeras tienen muchas causas diferentes. El cansancio, las alergias y el envejecimiento contribuyen a la aparición de ojeras.

La piel alrededor de los ojos es bastante delgada, lo que hace que las ojeras sean un problema bastante común. Las causas comunes son los cambios en las hormonas, la desnutrición, la protección solar inadecuada, el tabaquismo, el consumo de alcohol y los problemas de circulación. Además de estos desencadenantes comunes, el contorno de los ojos tiene bajos niveles de colágeno. El agua y las toxinas se acumulan fácilmente debajo de la piel, dando una apariencia cansada a la cara. Las ojeras no deben confundirse con las bolsas debajo de los ojos. Aunque estos problemas suelen ser gemelos, las ojeras se caracterizan por un aumento de la pigmentación en la zona. Hay diferentes tipos de ojeras, el color y la apariencia a menudo te dan una idea de la causa. La guía de referencia a continuación te ayudará a identificar rápidamente la causa raíz de las ojeras.

- Azul: Estas se conocen como ojeras transitorias y son causadas principalmente por la fatiga. Son los más fáciles de reconocer. El cansancio, la ansiedad y el estrés son desencadenantes comunes de los ciclos oscuros transitorios. Afortunadamente, son fáciles de tratar. Las opciones de estilo de vida saludable y dormir lo suficiente te ayudarán a mantener alejadas estas manchas azules. Trata de ajustar tu posición para dormir, con la cabeza ligeramente levantada para desalentar la acumulación de líquido alrededor de los ojos. Además, si te encuentras mirando la pantalla de la computadora durante la mayor parte del día, toma descansos regulares cada 20 minutos para descansar tus ojos y asegurarte de que la pantalla esté al menos a medio metro de distancia frente a ti. La falta de hierro a menudo se asocia con las ojeras. Asegurar de que tu dieta contenga suficiente hierro, es otro paso que puedes tomar para combatir y prevenir futuras ojeras. La carne roja, las verduras de hoja verde, los cítricos y la yema de huevo son ricas fuentes de hierro. Si estos círculos van acompañados de bolsas debajo de los ojos, puede ser necesario reducir la ingesta de sal. Un nutricionista te puede guiar si tu dieta carece de nutrientes esenciales.

• Marrón: Las ojeras hiperpigmentadas son causadas por un aumento en la producción de melanina en el área y normalmente son de origen genético. ¡Si!... los sé, son los más difíciles de tratar y lo más probable es que otros miembros de tu familia tengan ojeras similares. El tratamiento a menudo se centra en reequilibrar los niveles de hidratación en la piel y proporcionar firmeza al contorno de los ojos. Un profesional capacitado puede aconsejarte sobre la mejor opción de tratamiento.

• Surcos: Estos son causados por la pérdida de grasa en el área de los ojos y aparecen como surcos marcados desde la esquina interna del ojo hasta la mejilla. Se conocen como ojeras hundidas y se deben principalmente al envejecimiento o problemas de salud. La deshidratación y las deficiencias vitamínicas pueden contribuir a la aparición de ojos hundidos.

- Púrpura o azul oscuro: Las ojeras vasculares son causadas por dos cosas: la dilatación de los vasos sanguíneos y el adelgazamiento de la piel en el área de los ojos. Las alergias son a menudo la causa detrás de la aparición de estas ojeras. Cuando una alergia se desencadena en el cuerpo, las histaminas se liberan en el torrente sanguíneo. La picazón, el enrojecimiento y los ojos hinchados son síntomas comunes, pero las histaminas también dilatan los vasos sanguíneos, haciéndolos más visibles debajo de la piel (Cobb, 2022). En estos casos, una compresa fría puede ayudar a reducir la hinchazón y reducir los vasos sanguíneos dilatados. Alternativamente, una compresa con té verde o té negro puede resultar igualmente beneficiosa. Simplemente remoja dos bolsas de té en agua caliente durante cinco minutos y coloca las bolsas en la nevera hasta que estén frías. Aplica las bolsas de té frías en tus ojos cerrados durante unos minutos para tratar y aliviar los ojos hinchados.

Prevención de las Ojeras

Los ojos acentúan tu belleza. Las ojeras pueden quitar a la cara ese aspecto luminoso y juvenil, además asignarnos una apariencia avejentada y marchita. Es natural recurrir al maquillaje para ocultar la aparición de ojeras, pero hacerlo solo enmascara el problema. El maquillaje diario viene con una advertencia: puede contribuir al proceso de deterioro en tu cara si no lo limpias adecuadamente. El filósofo holandés Desiderio Erasmo tenía razón todo el tiempo cuando afirmó que "más vale prevenir que curar". Unos pocos ajustes simples en tu estilo de vida a menudo son suficientes para convertir la mayoría de las ojeras en memorias del pasado. Sin embargo, algunas ojeras pueden persistir incluso después de que se hayan abordado los factores reversibles, por lo que es importante identificar la causa raíz de tus ojeras. Si no estás segura de qué está causando tus ojeras, un dermatólogo puede ayudarte.

- Usa gafas de sol: Protege tu delicada área de los ojos con gafas de sol que tengan filtros UV de calidad. Lo ideal sería optar por un par que ofrezca protección contra los rayos UVA y UVB. No olvides aplicar protector solar antes de salir de casa.

- Duerme lo suficiente: La mayoría de los adultos necesitan de siete a nueve horas de sueño de calidad. Para asegurar de que tu sueño sea el mejor posible, trata de tener una rutina establecida a la hora de acostarte. Evita usar cualquier dispositivo móvil antes de ir a la cama a descansar y trata de conciliar el sueño a la misma hora todas las noches.

- Come una dieta equilibrada: Cuando comemos saludablemente, esta verdad se refleja en nuestra piel. Asegúrate de que tu dieta tenga suficiente vitamina C, vitamina K, zinc y hierro para prevenir la aparición de circulos oscuros relacionados con la nutrición. Estos nutrientes se encuentran comúnmente en el brócoli, el pimiento rojo, la lechuga, los mariscos, las nueces y las almejas. Un nutricionista puede ayudarte a identificar qué nutrientes faltan en tu dieta.

- Reduce el consumo de café: ¡Ah, café! ¿Cómo funcionaría el mundo moderno sin él? Sin embargo, el consumo excesivo de cafeína promueve que aparezcan todas las cosas que pueden desencadenar ojeras: ansiedad, inquietud y problemas para dormir (Petre, 2020). Reducir esos menjurjes con cafeína puede ayudar mucho a reducir la apariencia de las ojeras.

- Mantén una adecuada hidratación: Nuestros cuerpos necesitan permanecer hidratados para permitir la circulación sanguínea y el funcionamiento adecuados. Si se produce algún problema con la circulación, generalmente se refleja en los vasos sanguíneos. Evitar la deshidratación es uno de los pasos más simples que puedes tomar para prevenir las ojeras y darle un impulso a tu piel. No esperes hasta que tengas sed para beber agua, busca ese refrescante vaso de H2O regularmente durante todo el día. Trata de beber dos litros de agua al día. Tu piel y tu cuerpo te lo agradecerán.

- Usa productos para el contorno de ojos: Estos productos están especialmente formulados para tratar la delicada área de los ojos sin irritación. Dar unas palmaditas con cualquier crema hidratante no hará el truco y puede promover el envejecimiento prematuro en el área de los ojos. Para tratar las ojeras, opta por un contorno de ojos que hidrate profundamente y trate la pigmentación irregular. Apliqua el contorno de ojos con un ligero masaje para promover una mejor absorción y funcionamiento del producto.

- Ejercítate: El ejercicio regular es importante para fomentar la circulación y puede ayudar con la eliminación de la retención de líquidos. El ejercicio también es una herramienta útil para deshacerte del estrés, lo que puede conducir a un mejor sueño y a la reducción de la apariencia de las ojeras.

- Trata esas alergias: Tomar el medicamento apropiado y mantenerte alejada de posibles desencadenantes de alergias ayudará a mantener esta reacción inmune bajo control. Evita frotar los ojos cuando te pican, ya que los vasos sanguíneos en esta área son muy delicados y pueden dañarse fácilmente.

· ♥ · ♥ · ♥ · ♥ · ♥ ·

Tratamientos Efectivos Para Ojeras

¡Las ojeras, incluso las hereditarias complicadas, no tienen que ser una sentencia de por vida! Con los avances en la tecnología del tratamiento, hay muchas opciones disponibles para las mujeres que desean reducir la apariencia de estos Gremlins. Los tratamientos en un entorno profesional pueden variar desde tratamientos no invasivos, como peelings y tratamientos con láser, hasta opciones quirúrgicas. En esta sección, exploraremos todas las diferentes opciones de tratamientos profesionales y en el hogar disponibles.

Opciones de tratamiento profesional

El color de las ojeras a menudo dictará el plan de tratamiento que se recomienda. Algunos de los tratamientos más recomendados en el entorno profesional incluyen rejuvenecimiento periorbitario, carboxiterapia, peeling, tratamiento con láser y blefaroplastia.

Echemos un vistazo a lo que implica cada uno de estos procedimientos.

- Rejuvenecimiento periorbitario: Esta opción de tratamiento no requiere pruebas de alergia antes de la aplicación, ya que hace uso de ácido hialurónico. Estos microfilamentos se inyectan en puntos estratégicos para rejuvenecer el contorno de los ojos. Los resultados suelen ser más notables al finalizar las tres semanas. Los efectos del ácido hialurónico pueden durar hasta dos años.

- Carboxiterapia: El dióxido de carbono se utiliza en esta técnica de tratamiento para contrarrestar los efectos que la fatiga, el estrés y los factores genéticos pueden tener en la aparición de ojeras. La carboxiterapia utiliza el sistema linfático para mejorar el tono de la piel y eliminar toxinas.

- Peeling: Durante el procedimiento de peeling, el material se coloca en capas sobre las ojeras y luego se neutraliza para lograr un efecto de despigmentación. Es normal sentir un poco de tirantez en el área inferior de los ojos después del procedimiento, pero tu piel se volverá más fresca y suave en los días siguientes.

- Terapia con láser: El tratamiento con láser

se divide en dos categorías, láser vascular y tratamiento con láser de despigmentación. El tratamiento con láser vascular se utiliza para cerrar los vasos sanguíneos visibles, reduciendo la aparición de ojeras de color púrpura oscuro. Los vasos sanguíneos se cauterizan a través del calor y es una opción de tratamiento eficaz e indolora. Las sesiones se realizan con un mes de diferencia y a menudo se complementan con el rejuvenecimiento orbital. Los tratamientos con láser se utilizan para deshacerse del exceso de melanina causada por la exposición al sol y los cambios hormonales, los cuales desempeñan un papel en la aparición de manchas. En promedio, se necesitan seis sesiones. Cada sesión está programada para ser con dos semanas de diferencia, para mejorar la apariencia de los círculos marrones oscuros debajo de los ojos.

- Blefaroplastia: Esta opción de tratamiento requiere que pases por el quirófano. Se utiliza para tratar las bolsas de los ojos que aparecen debido a factores congénitos. Este tipo de cirugía no debe confundirse con un "estiramiento ocular". No levanta las cejas ni elimina las ojeras circulatorias. La técnica se utiliza puramente para eliminar el exceso de piel de la parte inferior del ojo.

- Terapia con Plasma Fibroblast: Este tratamiento

levanta y tensa la piel alrededor del ojo. Usando una pluma de plasma, el profesional estimula la producción de colágeno para rejuvenecer el área de los ojos, eliminando bolsas, ojeras y líneas finas. La flacidez y las arrugas en el párpado superior pueden mejorarse con resultados sorprendentemente rápidos. El procedimiento tarda de 30 a 60 minutos en completarse y los resultados se ven al instante. Los mejores resultados se pueden ver después de tres tratamientos. Por lo general, se recomiendan de uno a tres tratamientos a intervalos de seis semanas para obtener resultados comparables a un procedimiento quirúrgico.

· ♥ · ♥ · ♥ · ♥ · ♥ ·

Tratamientos en el hogar

Las cremas y sueros formulados para el área de los ojos son algunas de las opciones de tratamiento que muchas mujeres buscan. A la hora de seleccionar cremas y sueros los ingredientes son vitales. Busca estos ingredientes en la etiqueta:

- Retinol: Con el uso repetido, el retinol puede ayudar a estimular la producción de colágeno.

Esta vía de tratamiento está especialmente recomendada cuando las ojeras son causadas por el adelgazamiento de la piel y puede ayudar a recuperar el volumen y firmeza en los tejidos.

- Vitamina C y ácido kójico: Cuando las ojeras son causadas por el aumento de la producción de pigmento, es mejor optar por sueros y contorno de ojos que contengan ingredientes aclarantes. La vitamina C y el ácido kójico ayudan a disminuir la pigmentación de la piel con un uso constante. Para prevenir el oscurecimiento futuro de la piel, usa un protector solar de amplio espectro que contenga óxido de zinc. A veces se utiliza óxido de titanio en su lugar.

- Cafeína: Si bien beber demasiada cafeína puede provocar ojeras, la aplicación tópica de cafeína puede ser beneficiosa para tratar las ojeras hinchadas y las ojeras moradas. La cafeína es un ingrediente que se encuentra en muchas cremas diseñadas para reducir la apariencia de ojos cansados e hinchados. Estos productos funcionan porque la cafeína es un vasoconstrictor, tensando los vasos sanguíneos temporalmente para reducir la aparición de ojeras y reduciendo el enrojecimiento, la hinchazón y la retención de líquidos.

Las ojeras generalmente no indican un problema médico, pero si descubres que tienes decoloración debajo de un ojo que empeora con el tiempo, es mejor buscar consejo médico. Los tratamientos en el hogar se pueden usar con éxito para tratar las ojeras leves. Para tratar las ojeras más complicadas, es mejor emplear ayuda profesional. Aparte de las ojeras, a menudo buscamos ayuda profesional con otros problemas familiares de la piel: el acné. En el siguiente capítulo, echaremos un vistazo a las causas del acné adulto y los pasos que puedes tomar para recuperar tu gloriosa piel.

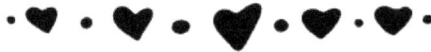

·♥·♥·♥·♥·♥·

5
Acné en Mujeres Adultas Latinas

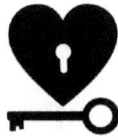

El acné no termina durante la adolescencia. Para muchas mujeres, la lucha contra el acné continúa hasta bien entrados sus veintes. Aproximadamente el 12% de las mujeres después de los 25 años se encuentran buscando ayuda para el acné adulto (Rivera y Guerra, 2009). Los hombres y las mujeres mayores de 45 años tienen menos probabilidades de luchar con este problema.

Las mujeres con acné adulto tienden a producir naturalmente más sebo que las mujeres que no lo hacen. Los cosméticos, los medicamentos, nuestro medio ambiente y el estrés también juegan un papel en la prevalencia del acné. Si eres fumadora entre las edades de 25 y 50 años, te tengo malas noticias. Tu tienes aproximadamente un 40% más de probabilidades de desarrollar acné que tus compañeras que no fuman (Schafer et al., 2001). La prevalencia de acné en las fumadoras es mayor porque el tabaco desencadena el desarrollo de acné en mujeres con esta tendencia. Fumar estimula las pequeñas venas de nuestra piel a estrecharse, influyendo en el suministro de sangre y los nutrientes que esta pueda recibir.

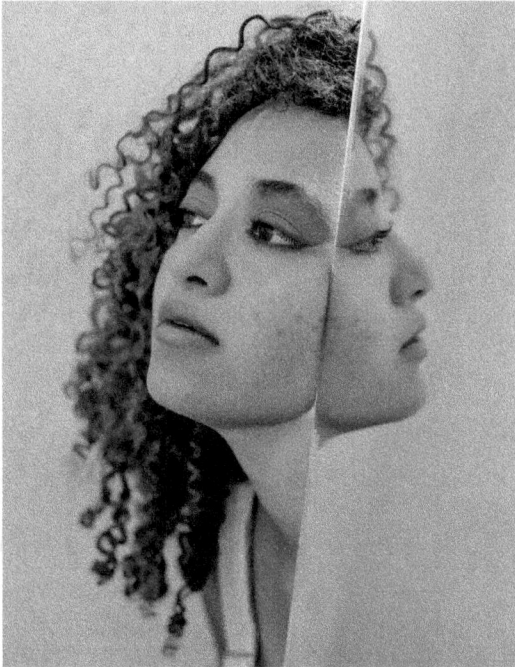

El riesgo de acné en adultos aumenta si tienes familiares de primer grado que han sufrido la afección. Casi la mitad de los casos de acné en adultos pueden estar relacionados con antecedentes familiares (Goulden et al., 1997).

Muchos casos de acné en adultos también pueden estar relacionados con mujeres que experimentan anomalías durante el ciclo menstrual. En una minoría de pacientes, el acné adulto puede indicar la presencia del síndrome de ovario poliquístico (SOP). Este síndrome se caracteriza por un ciclo irregular, aumento del vello corporal y aumento de peso. Siempre es aconsejable descartar el SOP primero cuando se trata de acné adulto. Visitar a un profesional médico descartará cualquier anomalía hormonal. El acné en mujeres adultas también se ha relacionado con el uso excesivo de cosméticos, peelings y máscaras (Guarino, 2021).

Los desencadenantes del acné incluyen la exposición excesiva al sol, la dieta, los trastornos del sueño, el lavado excesivo de la cara y el uso de los productos de cuidado de la piel incorrectos para tu tipo de piel.

El acné a cualquier edad puede afectar significativamente nuestra calidad de vida, confianza, relaciones y actividades. El impacto va más allá de simplemente sentirse cohibida al salir por la noche. Los estudios encontraron que el impacto psicológico que tiene el acné está a la par con la diabetes, la epilepsia y la artritis (Ramos-e-Silva et al., 2015).

El acné puede ser bastante resistente al tratamiento y se puede clasificar como acné persistente o de inicio tardío en algunos casos. Si el acné estuvo presente desde tu adolescencia, generalmente se clasifica como acné persistente. Estos se caracterizan por lesiones y pueden empeorar durante el ciclo menstrual. Las lesiones (también llamadas quistes de inclusión epidérmica) son solitarias, de crecimiento lento y varían en tamaño. La cara, el cuero cabelludo y el cuello son lugares populares para que aparezcan estos invitados no deseados.

El acné de inicio tardío solo aparece después de la pubertad. Esta forma de acné generalmente se divide en dos categorías: acné inflamatorio y acné esporádico. El acné inflamatorio tiende a afectar a las mujeres que sufren de exacerbaciones premenstruales. Estas mujeres generalmente experimentan un empeoramiento de la ansiedad, aumento de la irritabilidad, cambios de humor y fatiga antes del inicio de su ciclo. Desafortunadamente, este tipo de acné es bastante resistente al tratamiento produciendo cicatrices y marcas de pigmentación. El acné esporádico se puede ver en adultos mayores de 60 años. No parece haber ninguna razón para la aparición de este tipo de acné afecta principalmente a la zona del pecho.

Hábitos Formadores de Acné

Muchos de nuestros hábitos le dan al acné un punto de apoyo en nuestras vidas. No le damos al estrés el crédito de creación de hábito que deberíamos (Schwabe

& Wolf, 2009). Cuando tenemos altos niveles de estrés, la producción de ciertas hormonas (como andrógenos, cortisol y adrenalina) aumenta. El resultado aparece en nuestra cara en forma de acné. El estrés no es el único mal hábito que fomenta el acné. Para ayudarte a identificar estos hábitos pregúntate:

- ¿Estoy bebiendo suficiente agua?

Es posible que no lo estes haciendo. Sorprendentemente, casi el 40% de los adultos hispanos no beben suficiente agua (Brooks et al., 2017). El agua funciona un poco como una lavadora, limpiando las toxinas del cuerpo. Si no bebemos suficiente agua, los resultados aparecerán en la piel en forma de acné, opacidad, arrugas y pérdida de firmeza.

- ¿Estoy usando los productos correctos adecuadamente?

Cuando usamos un limpiador voluntariamente, omitimos el tónico o usamos una crema hidratante para un tipo de piel diferente, el acné es a menudo el resultado. Además, los productos faciales que son muy alcalinos pueden dañar la piel, como descubrimos en el capítulo tres. Es lógico buscar tratamientos tópicos para el acné cuando detectamos a esos invitados no deseados, pero el uso incorrecto puede causar más acné como resultado. Otros productos que contienen alcohol pueden resecar la piel. Esto hace que sea más fácil para las bacterias romper las defensas de nuestra piel. Por lo tanto, echar un buen vistazo a los productos que usas y sus ingredientes es un primer paso importante para un futuro libre de acné.

- ¿Tengo una dieta saludable?

Hay dos culpables que debes tener en cuenta: las hormonas y el azúcar. Los productos lácteos y otros alimentos grasos pueden contener hormonas que pueden afectar directamente los niveles hormonales del cuerpo, lo que resulta en acné adulto. Limita el consumo de estos alimentos y compra alimentos limpios, es decir, productos de corral, sin hormonas, sin antibióticos y alimentos no procesados siempre que sea posible. Otra consideración es la cantidad de azúcar en una dieta. Los altos niveles de azúcar estimulan la producción de andrógenos, lo que conduce al acné (Sánchez, 2019).

- ¿Estoy bebiendo demasiado alcohol?

El consumo excesivo de alcohol aporrea el cuerpo con un rápido golpe de uno-dos. Primero, dilata los vasos sanguíneos y deshidrata el cuerpo, lo que facilita que las bacterias invadan la piel. En segundo lugar, añade una gran cantidad de azúcar a nuestra dieta. Muchas bebidas alcohólicas (especialmente cócteles) son altas en azúcar, que a su vez se mete con ciertas hormonas. Es un círculo vicioso, ¡pero se puede romper!

No todas las protuberancias son acné

Otras afecciones de la piel como el acné rosáceo y la dermatitis perioral a menudo se confunden con el acné. Sin embargo, hay una diferencia crítica, ya que estas condiciones tienden a aparecer en mujeres de mediana edad que tienen piel sensible, mientras que el acné de adulto se presenta en cualquier tipo de piel.

Los corticosteroides y muchos otros medicamentos pueden desencadenar erupciones similares al acné en la cara y la parte superior del cuerpo. La infección de los folículos pilosos y las condiciones húmedas y calientes pueden desencadenar brotes similares al acné en la piel.

Prevención del Acné

¡Quieta con esos dedos! Declarale la guerra al acné, pero hazlo de la manera correcta. Si bien puede ser tentador, exprimir esos granitos no es la forma correcta de eliminarlos. Cuando las espinillas estallan (especialmente si les echamos una mano) es una invitación abierta para que las bacterias infecten la piel (Sherry, 2022). Esto nos da un problema completamente nuevo con el que lidiar: cicatrices. En esta sección, compartiré muchos consejos valiosos que puedes seguir para prevenir este problema en el futuro.

- Dale un descanso a tu piel. Limita el uso de maquillaje. Si bien podemos ocultar fácilmente las espinillas con maquillaje, no es recomendable. Esta práctica solo fomenta la aparición de más granos. Hay cosméticos con propiedades para tratar el acné, pero no debes confiar solo en ellos.

- Ponte en movimiento. Un estilo de vida saludable siempre fomentará una piel hermosa. A medida que sudamos, nuestros cuerpos expulsan toxinas. A largo plazo, esto significa menos brotes.

- Aprende a relajarte. El estrés puede causar estragos en nuestras hormonas, los resultados a menudo se reflejan en nuestra piel. Tómate un poco de tiempo y relájate para compensar esas tensiones diarias. Tus hormonas y tu piel te lo agradecerán.

- Aprende a amar el Omega-3. Las frutas, verduras, salmón y nueces son ricas en omega-3 y se pueden agregar fácilmente a tu dieta. El omega-3 es antiinflamatorio y dado que el acné se asocia con la inflamación, estos ácidos grasos pueden ser útiles (Streit, 2021). Es mejor ver a un dermatólogo si encuentras que tu acné empeora.

- Mantente hidratada y limpia. Seguir una rutina

estructurada de cuidado facial (como las rutinas de cuidado de la piel en el capítulo tres) es vital para una piel hermosa. Estas rutinas te ayudarán a eliminar las impurezas y reponer humedad. Este nivel de atención es necesario para prevenir brotes y acelerar la recuperación.

- Cuida tu cabello y cuero cabelludo. Nuestro cabello puede atrapar una sorprendente cantidad de aceite y suciedad que puede transferirse a la piel, especialmente cuando cuelga sobre la cara. Mantener el cabello limpio y fuera de la cara contribuirá en gran medida a prevenir futuros brotes.

Prevención de las Marcas de Acné

Una regla general importante para recordar con el acné es esta: cuanto mayor es la hinchazón, mayor es la posibilidad de cicatrices (Press, 2018). ¡Para nosotras, las latinas, la prevención se vuelve aún más importante! Los tonos de piel más oscuros tienden a formar queloides y cicatrices hipertróficas con mayor frecuencia, lo que puede ser difícil de tratar. Ahórrate problemas futuros siguiendo estos consejos.

- Déjalos en paz No los aprietes ni los exprimas. Un paso bastante simple, pero que puede reducir significativamente la aparición de cicatrices de acné. Cuando apretamos y exprimimos el acné, dañamos nuestra piel y alentamos a que se desarrolle una cicatriz. Manipular el acné y dañar la piel puede provocar cicatrices, más información sobre el tema más adelante.

- No ignores la gravedad. Un tratamiento tópico utilizado para los brotes leves no será eficaz contra los brotes graves. Estos requieren un tratamiento diferente y posiblemente la ayuda de un profesional. Los dermatólogos, cosmiatras y dermocosmiatra se complementan entre sí y pueden ser contactados para obtener ayuda. El tratamiento precoz y correcto es vital si queremos evitar cicatrices.

- Las marcas superficiales de acné desaparecerán. Pasará aproximadamente un año para que desaparezcan las cicatrices poco profundas del acné, pero el proceso se puede acelerar con peelings, microagujas y sueros ricos en retinol. Las cicatrices más profundas requerirán una ruta de tratamiento diferente, te lo contaré en un momento.

- Escucha al profesional. Si visitas a un profesional para obtener ayuda, sigue sus instrucciones de cerca y usa los productos según lo recomendado para obtener los mejores resultados.

Opciones para cicatrices profundas de acné

Para las cicatrices de acné más profundas que tienen más de un año, hay varias opciones de tratamiento disponibles. Cualquier profesional que se precie te dirá que estos tratamientos solo deben aplicarse después de que haya pasado la etapa inflamatoria (etapa de grano activo) del acné. Te recomendarán un plan de tratamiento adecuado.

Los brotes moderados a severos forman tejido cicatricial que deja la piel descolorida y llena de hendiduras. Estas cicatrices generalmente no mejoran con el tiempo. Tu dermatólogo puede recomendar una crema blanqueadora y protector solar para abordar el problema. Hay varias opciones para las cicatrices en la piel.

- Reparación de la piel con láser: También llamado rejuvenecimiento con láser ayuda a mejorar el tono y la apariencia de la piel al estimular la producción de colágeno.

- Luz Pulsada Intensa (IPL): Este tratamiento hace uso de fuentes de luz pulsada y dispositivos de radiofrecuencia para que las cicatrices sean menos perceptibles.

- Inyectables: En algunos casos, el profesional del cuidado de la piel puede optar por inyectar rellenos de tejidos blandos o toxina botulínica (Botox) para tratar las cicatrices y reducir el fruncido (Hand, 2017). La opción de tratamiento depende de la naturaleza de las cicatrices.

- Peelings químicos y abración térmica: Para casos graves de cicatrización, un dermatólogo te puede recomendar peelings químicos o abración térmica como rutas de tratamiento. Estos procedimientos pueden ayudar a reducir la aparición de cicatrices más profundas, pero requieren un tiempo de recuperación más largo.

- Cirugía. Piensa en este procedimiento como un mini injerto de piel. Ten en cuenta que el énfasis está en 'mini'. Es un procedimiento menor donde las cicatrices del acné se eliminan una por una. Recibirás instrucciones de cuidado para ayudar a que la piel sane lo mejor posible. Otro procedimiento consiste en insertar agujas debajo de la piel para mejorar la apariencia de la cicatriz. Esto se llama subcisión. Cada procedimiento viene con sus propios beneficios y potencial de efectos secundarios.

Reducir las cicatrices del acné puede requerir una combinación de tratamientos. Siempre es mejor consultar con su dermatólogo para obtener la mejor solución. La prevalencia más alta se observa en la población africana, seguida de las poblaciones asiática e hispana y con menos frecuencia en los caucásicos.

Cicatrices hipertróficas y queloides

Cada latina necesita saber esto: la mayor prevalencia de cicatrices hipertróficas y queloides se observa en personas de ascendencia africana, asiática e hispana (Carswell y Borger, 2020). Las cicatrices del acné se curan de diferentes maneras. A veces no se extienden más allá del sitio original de la lesión, mientras que sería una cicatriz hipertrófica (Gauglitz et al., 2011). Si esa misma cicatriz de acné se cura de manera diferente y se proyecta más allá de los márgenes originales de la herida, tienes una cicatriz queloide. Tu dermatólogo puede ofrecerte una variedad de opciones de tratamiento.

- Cirugía. Tu dermatólogo te recomendará el procedimiento apropiado cuando corresponda.

- Siliconas. El uso de siliconas se ha generalizado desde los años 80. Este tratamiento está disponible en gel o láminas para reducir la aparición de cicatrices. A menudo se usa en combinación con otros tratamientos.

- Compresión. Este enfoque de tratamiento aplica presión sobre el tejido cicatricial, con el tiempo se nota una mejoría en la apariencia.

- Corticosteroides. El uso tópico de corticosteroides puede mejorar la apariencia del tejido cicatricial y a menudo se usa como una opción secundaria para las cicatrices hipertróficas (Andrades et al., 2006). Al igual que con cualquier opción de tratamiento, hay ventajas y efectos secundarios que un dermatólogo te debe explicar.

- Crioterapia y Láser. Para que lo sepas, la crioterapia duele e implica congelar la cicatriz. Un método similar al que se utiliza para eliminar los lunares y verrugas. La terapia con láser también puede ser una alternativa adecuada. Un profesional del cuidado de la piel siempre te recomendará la mejor opción.

Las terapias se pueden usar de forma aislada, pero a menudo se combinan para obtener mejores resultados. Si te realizas alguna de estas opciones de tratamiento, el profesional del cuidado de la piel te proporcionará un plan de atención e instrucciones. Estos deben cumplirse estrictamente para obtener un resultado óptimo.

Opciones de Tratamiento

Los profesionales pueden distinguir la gravedad del acné con bastante facilidad. Evalúan los tipos de lesiones y otros factores importantes para informar la recomendación del tratamiento. Si probaste productos para el acné sin receta en vano, ya es hora de encontrar ayuda.

Los medicamentos para el acné funcionan en tres niveles. Reducen la producción de aceite, tratan la infección bacteriana y mejoran la hinchazón. La edad, gravedad, tipo de acné y compromiso con el tratamiento determinarán en última instancia qué plan de tratamiento es el mejor. Las opciones de tratamiento incluyen medicamentos tópicos, medicamentos orales y terapias.

Medicamentos tópicos

Los casos moderados de acné a veces se tratan con ácidos retinoicos. Estos tratamientos pueden venir en formulaciones de crema, gel y loción para una fácil aplicación. Por lo general, aplicaríamos este medicamento cada tres noches durante la primera semana. Este método de aplicación reduce el riesgo de irritación en la piel. Después de una semana podemos aplicar el tratamiento diariamente. El ácido retinoico es un fotosensibilizador, es decir, durante el tratamiento debes protegerte del sol.

En otras ocasiones, un profesional puede recomendar antibióticos. Los antibióticos que combaten a las bacterias ayudan a reducir el enrojecimiento y la hinchazón asociada. Esta ruta de tratamiento puede ser bastante larga dependiendo de la gravedad del problema. La aplicación tópica de peróxido de benzoilo generalmente complementa esta opción de tratamiento para obtener resultados óptimos. Si los antibióticos fallan, se pueden recetar agentes antiandrógenos. Estos medicamentos funcionan bloqueando el efecto de las hormonas andrógenas, previniendo así los brotes. Como último recurso, se prescribe isotretinoína (un derivado de la vitamina A). Esta opción se suele reservar cuando otras vías de tratamiento no mejoraron la aparición del acné severo.

No hay pruebas suficientes para apoyar la eficacia del zinc, el azufre, el cloruro de aluminio, la nicotinamida, la sulfacetamida de sodio y el resorcinol en los tratamientos tópicos para el acné (Mayo Clinic, s.f.).

Terapias

Cada individuo es diferente. Para algunas personas, la fototerapia y la exfoliación química funcionan bien. En otros casos, un profesional puede necesitar usar herramientas especiales para eliminar las impurezas. El acné debe tratarse lo antes posible para reducir y prevenir la posibilidad de cicatrices y decoloración.

Enfoque de tratamiento en el hogar

Tu rutina diaria de cuidado de la piel probablemente necesitará un pequeño ajuste durante un brote. Usa un limpiador suave que no te seque. Un limpiador que contenga ácido salicílico o benzoico es una buena opción si tu piel es propensa al acné. Asegúrate de eliminar todo el maquillaje y la suciedad. Doble limpieza con agua micelar por la noche. El agua micelar atrae sin esfuerzo la suciedad y la grasa, limpia los poros y tonifica la piel (Link, 2020). Completa tu rutina de cuidado de la piel como lo harías normalmente y aplica un tratamiento tópico de manchas. Es mejor usar productos que sean a base de agua y no comedogénicos.

Algunos cambios en el estilo de vida pueden echar una gran mano en la batalla contra el acné. Peina tu cabello fijándolo fuera de tu cara y evita los cosméticos a base de aceite. Evita las cabinas de bronceado y la exposición excesiva al sol. Tu piel puede volverse un poco más sensible con el tratamiento del acné. Es temporal, pero tendrás que cuidar especialmente tu piel durante ese tiempo. Evita los alimentos que parecen empeorar tu acné (MedLine Plus, s.d.-a). El último ajuste que tendrías que hacer es evitar las diademas apretadas, los sombreros y las gorras de béisbol por el momento. Estos pequeños ajustes ayudan a acelerar el tiempo de recuperación.

El hielo puede ser un aliado ingenioso para reducir la inflamación cuando el acné te pilla desprevenida. Coloca un cubo de hielo envuelto en el área afectada para reducir la hinchazón. Nunca coloques hielo desnudo contra tu piel, ya que puede ser perjudicial. La eficacia dependerá de la gravedad del brote.

Si necesitas disfrazar las imperfecciones, usa un corrector cremoso para una mejor cobertura. Los correctores en polvo y líquido pueden llamar la atención sobre la mancha (L'Oréal Paris, s.f.). Usa productos formulados para la piel propensa al acné. El acné no es la única aflicción que puede plagar la piel. Se estima que la dermatitis atópica afecta al 10% de la población mundial (Eucerin, s.f.-a). Profundizaré en este tema en el próximo capítulo.

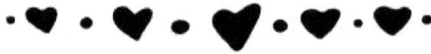

· ♥ · ♥ · ♥ · ♥ · ♥ ·

6
Dermatitis atópica

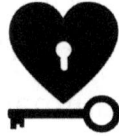

La dermatitis atópica (DA) es una enfermedad inflamatoria bastante común que afecta a 30 millones
de estadounidenses (Cantu-Pawlik, 2019). Los latinos y
los niños se encuentran entre los grupos más vulnera-
bles a ser afectados por la DA. La genética y el medio
ambiente juegan un papel principal aquí. La dermatitis atópica generalmente comienza durante la infancia,
pero también puede desarrollarse en la edad adulta.

Normalmente observamos casos de dermatitis atópicas
donde hay antecedentes familiares o si hay otras afecciones (asma y alergias). La genética no debe ignorarse,
ya que determina el funcionamiento de las células in-
munes y de la barrera de la piel. Ciertas mutaciones
pueden afectar el funcionamiento de estas células de
la piel, lo que puede ayudar a explicar por qué ciertos
individuos y grupos étnicos tienen más riesgo de desarrollar DA.

Lo que muchas personas no entienden es que la DA se ve diferente en los tonos de piel más oscuros. La condición a menudo se describe como una erupción roja, seca y que causa comezón y esta descripción es acertada para tonos de piel claros. En los tonos de piel más oscuros, el enrojecimiento puede ser difícil de ver y los brotes pueden verse de color marrón oscuro, púrpura o gris ceniza (Kaufman y Alexis, 2018). Con la característica falta del rojo, puede ser fácil descartar esos parches con picazón como algo más.

En las personas de color, pueden presentarse algunas formas únicas de DA. En los tonos de piel oscuros, se pueden formar pequeñas protuberancias en el torso, las piernas y los brazos. Esto se conoce como eczema papular. A veces, estas protuberancias se desarrollan alrededor del cabello. En casos raros, se pueden desarrollar nódulos de prurigo. La causa exacta de la afección no se entiende, pero se cree que rascarse y pincharse con frecuencia desencadena la afección y favorece al empeoramiento del cuadro [NORD (Organización Nacional de Trastornos Raros), n.d.], por lo que será raro pensar que no necesitaras consultar con un profesional.

Otro desafío que presenta la dermatitis atópica en las mujeres de piel más oscura es el tono desigual de la piel. La piel puede quedar con un color desigual cuando la DA mejora. Esto puede ser particularmente molesto en la cara. El tono de la piel se puede igualar, pero lleva mucho tiempo, para esto, necesitaras de igual forma la ayuda de profesionales del cuidado de la piel, este problema se puede resolver con éxito si eres constante.

Detecta los Síntomas

La DA a menudo estalla en la cara. La información de esta sección te ayudará a reconocer los síntomas y determinar las posibles causas. Los síntomas pueden variar, dependiendo de la ubicación del cuerpo, sin embargo, nos centraremos en los síntomas de esta afección en la cara.

- La piel está seca e irritada, propensa a descamarse, agrietarse y engrosarse.

- El área afectada puede llegar a tener picazón intensa, enrojecimiento e inflamación.

- Se pueden desarrollar erupciones cutáneas.

- La luz solar puede o no ser un desencadenante. En algunas personas, la luz solar alivia los síntomas, mientras que para otras puede ser un desencadenante (Eucerin, s.d.-a).

Los síntomas pueden variar entre las personas, los días y los periodos estacionales, pero las distintas fases de la DA son bastante consistentes. Existe la fase aguda (también llamada brote). La piel es la que más pica y la más irritable durante esta etapa. Esta fase es seguida por un período más tranquilo. Los desencadenantes juegan un papel en los brotes y varían de persona a persona, pero pueden incluir:

- Clima

- Contaminación

- Estrés

- Limpiadores faciales ásperos

- Productos de maquillaje inapropiados

- Alérgenos (lana, detergentes, etc.)

Los síntomas deben tratarse como desencadenantes. El primer instinto que tenemos cuando sentimos un picor es rascarnos. Cuando nos rascamos, las bacterias pueden infectar la piel y causar inflamación y más picazón. El empeoramiento de la picazón conduce a más rascado y más picazón. A esto lo llamamos el Ciclo de la Piel Atópica.

La DA no tiene cura en esta etapa, pero con la velocidad a la que avanza la ciencia del cuidado de la piel, hay esperanza. La afección se puede controlar, pero hay algunos pasos que deberás seguir para limitar los brotes y desencadenantes tanto como sea posible.

- Hidrata regularmente

El objetivo principal al tratar la dermatitis atópica es prolongar la fase no activa. Aquí es donde la hidratación regular es vital. Evalúa cuidadosamente los ingredientes en la etiqueta. Busca ingredientes probados para calmar, fortalecer y nutrir la piel. La licochalcona A, las ceramidas y los omega-3 se usan a menudo.

- Limpia suavemente

Los limpiadores fuertes y el agua caliente irritarán tu piel. Usa un limpiador suave y evita temperaturas extremas al enjuagar con agua. El agua demasiado caliente puede secar más la piel.

- Protege tu cara del sol

Protege siempre tu piel con productos adecuados para tu tipo de piel. Este simple paso puede prevenir una gran cantidad de daño futuro en la piel.

- Elije los cosméticos sabiamente

Los productos sin fragancia formulados para pieles sensibles son buenas opciones cuando es necesario. Asegúrate de eliminar todos los rastros de maquillaje por la noche.

- Relájate

El estrés es uno de los desencadenantes más importantes y puede empeorar la DA (Bard, 2021). El estrés aumenta la inflamación, lo que podría explicar por qué puede empeorar esta condición.

- Vigila las aplicaciones meteorológicas y las previsiones

Los cambios extremos en la temperatura y ciertas condiciones climáticas pueden actuar como desencadenantes en algunas personas. Saber cuál es el clima te ayudará a tomar medidas preventivas, limitando el impacto.

El Impacto Personal

La DA puede tener un impacto en el bienestar emocional y mental. Podemos sentirnos conscientes de nosotras mismas, sonrojadas, avergonzadas o frustradas porque la condición requiere tiempo y esfuerzo para manejarla. La investigación ha encontrado que las personas con DA tienen más probabilidades de ser diagnosticadas con depresión que aquellas sin la afección (Kowalczyk, 2020). Sin embargo, no es sorprendente. Algunas personas con dermatitis atópica pueden sentirse más inclinadas a autoaislarse durante los brotes. Otras personas experimentan mayores niveles de estrés y ansiedad, lo que podría desencadenar más brotes. Algunas intervenciones en el estilo de vida pueden ser necesarias para controlar con éxito la afección. Estos se centran en reducir los niveles de estrés de varias maneras.

- Ejercicios de respiración: Los métodos de respiración profunda que se practican en el yoga pueden promover la relajación y aliviar los síntomas de estrés y ansiedad.

- Meditación: La meditación se convierte en un eficaz destructor del estrés al promover una sensación de calma. A largo plazo, puede reducir los niveles de estrés para ayudar a controlar los síntomas de la DA y reducir los brotes.

- Duerme lo suficiente: El sueño es esencial para reducir los niveles de hormonas del estrés en el torrente sanguíneo.

- Mira videos divertidos de gatos: Puede sonar como un consejo extraño, pero es un método para la locura. Ver esos divertidos videos de gatos puede ayudar a reducir el estrés (Kowalczyk, 2020). Esto se debe a que la risa puede mejorar el estado de ánimo y el funcionamiento de nuestro sistema inmunológico.

- Comunícate: Modificaré un poco una famosa cita de T.A. Web aquí. Un viaje compartido es una carga reducida a la mitad. Algunas personas comparten sus experiencias y consejos para manejar la DA en grupos de apoyo.

Tratamiento de la dermatitis atópica

El tratamiento de la dermatitis atópica dependerá de las causas y los síntomas. Un profesional del cuidado de la piel le recomendará el tratamiento correcto. Algunos consejos útiles pueden ofrecer alivio:

- Usa productos antiinflamatorios y antipruriginosos. La hidrocortisona en crema puede reducir temporalmente los síntomas y los antihistamínicos orales pueden reducir la picazón. Un profesional puede recomendarlos para complementar el plan de tratamiento.

- Revisa la etiqueta. Aplicar una crema hidratante mientras la piel todavía está húmeda puede ayudar a mejorar los síntomas. Revisa la etiqueta, es ideal si encuentras concentraciones de lactato de amonio al 12% o ácido alfa hidroxi al 10% para el alivio de la piel seca y escamosa (Mayo Clinic, sin fecha-b).

- Usa champús medicados. Los champús que contienen alquitrán de hulla, sulfuro de selenio y piritionato de zinc pueden ayudar a controlar la caspa.

- Minimiza los rasguños. Usa guantes mientras duermes y mantén las uñas cortas para reducir el daño a la piel causado por rascarte.

- Evita los desencadenantes conocidos. Es un paso no negociable en el camino hacia el manejo adecuado de la dermatitis atópica. Los desencadenadores variarán en cada caso.

- Elije algodón. Se recomienda mantenerse alejada de la lana, plástico, caucho y fibras sintéticas siempre que sea posible, ya que estos pueden irritar la piel (Sendagorta Cudós & de Lucas Laguna, 2009).

· ♥ · ♥ · ♥ · ♥ · ♥ ·

7

Los 23 mejores suplementos para rejuvenecer tu rostro

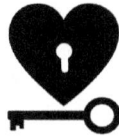

A medida que la edad avanza, nuestra piel experimenta cambios interesantes y tu rutina de cuidado de la piel deberá tener en cuenta estos cambios. La epidermis se adelgaza y el número de melanocitos disminuye, dando a la piel un aspecto pálido en algunos casos. Las manchas pigmentadas pueden aparecer en áreas expuestas al sol,

la piel se debilita y pierde su elasticidad. Las mujeres producimos menos aceite a medida que avanzan los años, lo que resulta en piel seca y con picazón (MedLine Plus, n.d.-b). Las manchas surgen con mayor frecuencia debido a la naturaleza frágil de la piel.

Mantener la salud de la piel puede tener un impacto significativo a medida que pasa el tiempo. En lo que respecta al cuidado de la piel, hay dos tipos de envejecimiento: el fotoenvejecimiento y el envejecimiento cronológico. El fotoenvejecimiento es el resultado del daño solar acumulado y el envejecimiento cronológico es el proceso natural de envejecimiento a lo largo de los años. En un mayor esquema de cosas, el cuidado adecuado de la piel acompañada de una la suplementación, pueden ayudarnos a retrasar significativamente los signos del envejecimiento.

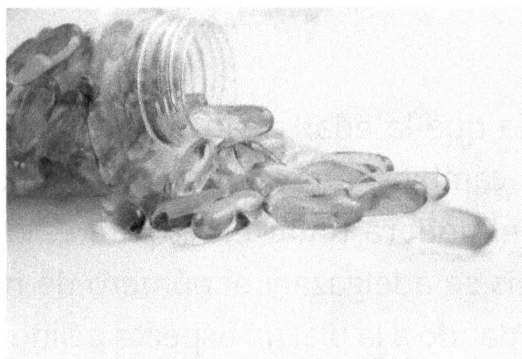

Las vitaminas son esenciales para el buen funcionamiento de nuestro organismo. La ingesta regular de vitaminas a través de una dieta saludable o suplementos fomentará una piel suave, hidratada y saludable. También promueve la formación de colágeno y elastina para una piel más firme. La piel joven se caracteriza por su firmeza, elasticidad y capacidad de retención de humedad y las vitaminas ayudan a apoyar estas habilidades de manera óptima.

Hay momentos en que la piel revelará que necesita nutrición. Si experimentas una piel pálida, suelta, seca, arrugada o irregular, puede ser un signo de desnutrición. La nutrición y la belleza están fuertemente entrelazadas y a través de una dieta adecuada, podrás lucir una piel rejuvenecida y radiante. Si deseas complementar tu rutina de belleza diaria, puede ser útil saber que ciertos suplementos favorecen el rejuvenecimiento de la piel más que otros. A continuación, encontrarás los mejores suplementos que te ayudarán a retardar el proceso de envejecimiento.

Vitamina A

Es posible que hayas escuchado que la vitamina A se describe como un supernutriente. Esta descripción es bastante sensata como para dejar de fumar y evitar su perdida, ya que la vitamina tiene muchos beneficios para el sistema inmunológico y la piel. Está presente en los productos lácteos, las espinacas, el hígado y los alimentos ricos en betacaroteno. Encontraremos diferentes formas de vitamina A en muchos productos cosméticos. Hay dos tipos de vitamina A.

- Vitamina A preformada: Se encuentra en la carne de res, aves de corral, pescado y productos lácteos. El retinol, el retinal y el ácido retinoico forman parte de este grupo.

- Provitamina A: Encontramos esto principalmente en frutas y verduras. El tipo más común es el betacaroteno.

Independientemente de si la vitamina es de origen animal o vegetal, necesitamos suficiente vitamina A para mantenernos sanos y apoyar la piel. En general, se recomienda que los hombres mayores de 19 años tomar una dosis diaria de 900 microgramos. Para las mujeres mayores de 19 años, la dosis diaria recomendada es de 700 microgramos. Se aconseja a los adolescentes que tomen 600 microgramos, mientras que la dosis en niños no debe exceder los 300 microgramos. Siempre se recomienda consultar a un profesional al considerar la vitamina A. Los resultados dependen de la dosificación correcta, ya que tomar muy poco o demasiado puede tener efectos contraproducentes.

Beneficios para la piel

La vitamina A tiene algunos efectos sorprendentes en la piel. Fomenta la curación, suaviza la piel, refuerza sus defensas naturales y combate los radicales libres. Todo esto da como resultado una piel hermosa. Los efectos antienvejecimiento de la vitamina A son bien conocidos, pero también hay algunos otros beneficios.

- Piel más suave. La vitamina A promueve la curación de la piel, lo que resulta agradablemente en una piel suave. Promueve la producción de colágeno, por lo que es una gran opción para mantener la firmeza de la piel.

- Mantiene la piel hidratada. El ácido retinoico, que es una forma activa de retinol en nuestra piel, ayuda a mantener la suavidad de nuestra piel. Cuando nuestros cuerpos son deficientes en esta vitamina, la piel seca y con picazón puede ser el resultado.

- Mantiene una apariencia juvenil. La vitamina A se incluye en muchos productos cosméticos, lo que se atribuye a sus capacidades rejuvenecedoras. Diferentes formas de la vitamina pueden ayudar a combatir las arrugas y manchas para una tez uniforme.

- Es el secreto detrás de un bronceado perfecto. El betacaroteno puede ayudarnos a desarrollar un bronceado más uniforme. ¡Sin embargo, no olvides el protector solar!

- Ayuda a combatir el acné. Las dosis adecuadas de vitamina A pueden ser muy efectivas en la lucha contra las espinillas, los puntos negros y los comedones. La vitamina A regula la producción de sebo, dejando la piel más suave (Danti, 2021).

Deficiencia de vitamina A

La ceguera nocturna es a menudo uno de los primeros signos de que puedes necesitar más vitamina A en tu vida, los casos graves de deficiencia de vitamina A pueden contribuir a la ceguera. En estos casos la córnea se vuelve muy seca hasta el punto de dañar la retina y la córnea (OMS, s.f.). Otros signos incluyen piel seca, ojos secos, dificultad para concebir, infecciones frecuentes de garganta y pecho, mala cicatrización de heridas y acné.

Tomar demasiada vitamina A puede ser peligroso, así que es mejor hacerlo bajo la supervisión de un profesional.

Selenio

Este mineral esencial actúa sobre el sistema tiroideo y está implicado en el metabolismo de las grasas. La ingesta diaria recomendada de selenio es de entre 50 y 60 microgramos para hombres y mujeres adultos (Sánchez-Monge, 2019). El selenio se puede encontrar en muchos alimentos, especialmente en granos, pescados, mariscos, carnes, cebollas, espárragos, nueces de Brasil y semillas de girasol.

En circunstancias normales, la deficiencia de selenio será rara, pero puede manifestarse como daño cardíaco, rigidez articular, hinchazón y dolor. Debemos tener cuidado en su consumo, ya que demasiado selenio puede provocar cambios en la piel, cambios digestivos y la pérdida de dientes.

El selenio beneficia a la piel al garantizar que permanezca firme y protegida. Detiene el daño de los radicales libres para evitar que se formen arrugas prematuras y mantiene las membranas celulares a salvo del daño UV (La Roche-Posay, s.f.). El mineral promueve la curación de la piel y puede reducir la aparición del acné.

Vitamina E

El cuidado de la piel no sería el mismo sin la vitamina E y sus propiedades rejuvenecedoras son bien conocidas. Como un poderoso antioxidante, la vitamina E protege la piel de los radicales libres. Nos exponemos a los agentes dañinos para las células todos los días a través de la contaminación, el humo del cigarrillo y el daño UV y la vitamina E sirve como un escudo protector contra estos agentes.

La vitamina E utilizada en los productos cosméticos se llama alfa-tocoferol. Cada vez que vemos "tocoferol" en la lista de ingredientes, sabemos que la vitamina E está allí. Se recomienda que los adultos consuman 15 mg de vitamina E al día. Eso es equivalente a una cucharada de germen de aceite de trigo. Las deficiencias son raras y generalmente están relacionadas con problemas gastrointestinales. Si existe una deficiencia, los síntomas pueden manifestarse como pérdida del equilibrio, debilidad muscular y daño a la retina (WebMD, s.f.).

Beneficios para la piel

La vitamina se encuentra en muchas nueces, semillas, aceites y verduras, por lo que es fácil de agregar a una dieta. La vitamina E repara las membranas celulares, puede calmar eficazmente el eccema y la dermatitis atópica. El efecto antienvejecimiento es especialmente notable cuando se usa en combinación con vitamina C. Estos dos nutrientes aceleran la curación, fomentan las células sanas de la piel y reducen las arrugas debajo de los ojos. Con todos estos beneficios, es comprensible por qué la vitamina E es un ingrediente clave en muchos productos de belleza. El cuidado de la piel que utiliza vitamina E para apoyar la renovación celular puede resultar en un tono y textura de la piel visiblemente mejorados al tiempo que reduce las manchas oscuras (Levey, 2020).

Uso tópico

La vitamina E se puede usar tópicamente ya que está presente en muchas mascarillas cosméticas y tratamientos de antienvejecimiento. Es un ingrediente eficaz porque mejora la apariencia de la piel.

Posibles efectos secundarios de los suplementos

En general, es difícil ingerir demasiada vitamina E a través de una dieta equilibrada. La suplementación es generalmente segura, excepto cuando se exceden las dosis recomendadas. Demasiada vitamina E puede aumentar el riesgo de sangrado y accidente cerebrovascular hemorrágico y no debe ser tomada por individuos con anticoagulantes, simvastatina, niacina, antiplaquetarios o que se someten a radioterapia o quimioterapia. Siempre consulta a tu médico primero.

Zinc

Ayuda a la producción de nuevas células y actúa en forma de colágeno. Además, el zinc repara los tejidos dañados y cura las heridas. También es útil para tratar irritaciones y lesiones de la piel. El zinc contribuye a mantener la salud de la piel, el cabello y las uñas y fortalece el sistema inmunológico.

Una deficiencia de zinc puede contribuir a una cicatrización más lenta de heridas, lesiones en la piel y manchas blancas en las uñas. Las dietas restrictivas y ciertas condiciones de salud pueden contribuir a la deficiencia de zinc. Demasiado zinc también es algo malo. Las dosis altas pueden conducir a la deficiencia de cobre sobre el tiempo. Un sistema inmunológico debilitado y diferentes niveles de hierro también son resultados comunes. Algunas personas pueden experimentar presión arterial baja o un sabor metálico en la boca, por lo que no se debe exceder el límite diario de zinc de siete miligramos para las mujeres y nueve miligramos para los hombres.

Hay varios alimentos ricos en zinc. Los mariscos, las nueces, los granos enteros, la carne, el pescado, las legumbres y la leche son buenas fuentes. Ten en cuenta que nuestros cuerpos solo pueden absorber una cantidad limitada de zinc. Si es una de tus opciones incorporar este suplemento a tu dieta, intenta incluir el zinc de origen animal en tu dieta. Nuestros cuerpos utilizan el zinc de origen animal de mejor manera que el de origen vegetal. La vitamina C y las proteínas ayudan con la absorción de zinc.

Ácido Ascórbico

Otro ingrediente ampliamente utilizado en productos para el cuidado de la piel, el ácido ascórbico (también llamado vitamina C) se usa para construir vasos sanguíneos, colágeno, músculo y cartílago. También es un componente vital en el proceso de curación. Este antioxidante ayuda al cuerpo a absorber y almacenar hierro. La vitamina C se encuentra en cítricos, bayas, tomates, pimientos, espinaca y papas. Una dieta saludable te proporcionará suficiente vitamina C. Los fumadores, los comedores selectivos que evitan las frutas y verduras, y las personas con problemas de salud tienen más probabilidades de desarrollar una deficiencia. La deficiencia severa de vitamina C también es llamada escorbuto. Fue la perdición de la alta mar por una buena razón, causando sangrado de encías, mala cicatrización de heridas y moretones en los tripulantes de aquella época.

La dosis recomendada es de 75 miligramos para mujeres adultas y 90 miligramos para hombres adultos. El uso de vitamina C es generalmente seguro cuando no se exceden los limites diarios. Tomar demasiado puede causar náuseas, acidez estomacal, dolor de cabeza, calambres estomacales o cálculos renales como resultado.

La suplementación con vitamina C puede ser perjudicial para las personas con problemas renales, ya que puede interactuar con sus medicamentos. La vitamina también interactúa con los anticonceptivos orales y ciertas terapias de reemplazo hormonal y puede hacer que los niveles de estrógeno aumenten como resultado (Mayo Clinic, 2018).

Beneficios para la piel

El ácido ascórbico es un ingrediente amante de la piel que ofrece muchos beneficios. Comúnmente utilizada en cremas revitalizantes y sueros, esta vitamina puede ayudar a igualar el tono de la piel y tratar las manchas oscuras. Es ampliamente utilizado en tratamientos antienvejecimiento por su capacidad para reducir las líneas de expresión y regenerar la piel.

La vitamina C puede ayudarte a aprovechar al máximo los sueros de ácido hialurónico. Simplemente usa cantidades iguales de suero de vitamina C y suero de ácido hialurónico como lo harías normalmente. Los resultados te sorprenderán.

Algunas personas son sensibles a la vitamina C, pero eso no significa que deban perderse sus beneficios. Recientemente, un nuevo ingrediente en productos para el cuidado de la piel ha estado atrayendo más atención debido a sus poderosas propiedades antioxidantes. Ese ingrediente es el pycnogenol. Este ingrediente puede ser útil para ayudar a reciclar productos oxidados de la vitamina C. Puede evitar que el suero de vitamina C tome un tinte naranja si se mezclan usando tan solo unas gotas. El pycnogenol puede ayudar a reducir la pigmentación y aumentar la producción de colágeno, pero es más suave para la piel que la vitamina C.

El Pycnogenol se utiliza en forma sérica, debes usarlo como lo harías con un suero de vitamina C, una vez al día por la mañana. Se puede usar en combinación con un suero de vitamina C para una protección ampliada. El pycnogenol es generalmente bien tolerado en la piel sensible, pero si tienes una alergia conocida al pino es mejor que lo evites por completo. Realiza una prueba de parche en el interior de tu codo antes de usarlo en la cara. Al pycnogenol lo puedemos encontrar en cremas y otros productos para el cuidado de la piel. Los productos para el cuidado de la piel dirigidos a tipos de piel sensible pueden incluirlo entre los ingredientes.

Ácido Fólico

La vitamina B9 (o ácido fólico) es una vitamina soluble en agua. Hay muchas frutas y verduras ricas en este nutriente, que juega un papel en la división celular. Es mejor tomar ácido fólico y vitamina B12 juntos. Estas vitaminas tienen una estrecha relación con la producción de glóbulos rojos y la absorción de hierro.

La vitamina B9 estimula la regeneración celular y puede hacer que la piel sea más luminosa. Reduce las arrugas pequeñas y es un poderoso agente antienvejecimiento. La vitamina puede ayudar a prevenir el acné y las manchas y mantener niveles adecuados de hidratación en la piel. Como beneficio adicional, el ácido fólico hace que el cabello sea voluminoso y fuerte. Además, mejora la firmeza al estimular la producción de colágeno y puede reducir el daño solar.

Cuando somos deficientes en ácido fólico podemos experimentar una abundante pérdida de cabello y adelgazamiento del cabello. A pesar de que el exceso de ácido fólico se elimina del cuerpo en la orina, no es aconsejable exagerar. En casos raros, el exceso de ácido fólico puede desencadenar erupciones cutáneas, problemas digestivos, gases y otros problemas. Los adultos sanos no deben exceder una dosis diaria de 300 microgramos. El ácido fólico se puede tomar solo o como parte de un multivitamínico.

Vitamina D

Nuestra piel utiliza la luz solar para crear vitamina D. Conocida por su papel en huesos y dientes sanos, la vitamina D tiene algunos beneficios sorprendentes para su piel. La vitamina D aumenta la función inmune y refuerza la barrera de la piel para prevenir la pérdida de humedad. Las aplicaciones tópicas pueden ayudar a calmar la piel irritada y tratar las manchas. Si encuentras que tu piel está reaccionando a las aplicaciones tópicas de vitamina D, es mejor detener el uso y consultar a un profesional.

La vitamina se encuentra naturalmente en el pescado, las yemas de huevo y los productos lácteos, pero hay suplementos disponibles. Una dosis diaria que no exceda los 100 microgramos debería ser suficiente para la mayoría de las personas.

A pesar de ser la "vitamina del sol", se estima que el 70% de los hispanos son deficientes en vitamina D hasta cierto punto (Bjarnadottir, 2021). La deficiencia de vitamina D puede aparecer como debilidad muscular, pérdida ósea y un mayor riesgo de fracturas. La deficiencia de vitamina D está vinculada a muchos problemas de salud.

Demasiada vitamina D se asocia con síntomas de náuseas y debilidad. En algunos casos, se pueden desarrollar cálculos renales.

Vitamina K

Esta vitamina ayuda al cuerpo a construir huesos, tejidos sanos y a desempeña un papel en la coagulación de la sangre. Esto explica por qué la falta de vitamina K se asocia con sangrado abundante, a menudo comenzando por las encías o la nariz. Es una vitamina liposoluble y hay dos tipos.

- Vitamina K1: Desempeña un papel en la coagulación de la sangre y se encuentra en las verduras de hoja verde.

- Vitamina K2: Producida en el intestino grueso, esta vitamina ayuda a crear huesos más fuertes y está presente en los productos lácteos.

La dosis diaria recomendada de vitamina K es de 90 microgramos para las mujeres y 120 microgramos para los hombres.

La vitamina K se utiliza en el tratamiento de la piel irritada y puede ser útil para eliminar las ojeras (Vanitatis, 2018). Generalmente se usa para resolver problemas cuando existe un aumento en el suministro de sangre.

Ácidos Grasos Omega

Los ácidos grasos omega influyen en el cuerpo en muchos niveles y están presentes en una gran cantidad de alimentos. Los ácidos grasos ayudan a mejorar la estructura celular y atrapa la humedad en la piel. Desempeñan un papel en la reparación de la función de barrera de la piel. Esta es una gran noticia para la piel sensible. Estos nutrientes reducen la inflamación y pueden ayudar a que la piel se sienta menos sensible. Los ácidos grasos omega ayudan a reparar el daño causado por los rayos UV rápidamente y pueden prevenir la descamación. Estos ácidos grasos se encuentran en aceites, nueces, pescado y verduras.

Si estás interesada en agregar ácidos grasos omega a tu dieta a través de aceites, deberás tener en cuenta que la humedad, la temperatura y la luz afectan la calidad del producto. La composición de los ácidos grasos puede variar significativamente entre los aceites vegetales y algunos aceites que son creados artificialmente.

Cuando estamos deficientes en ácidos grasos omega, podemos experimentar algunos signos interesantes como irritación y sequedad de la piel, cambios de humor (o sentimientos de depresión), ojos secos, dolor en las articulaciones y aumento de la pérdida de cabello. Las personas que se mantienen alejadas del pescado y los mariscos tienen un mayor riesgo de deficiencia.

No hay una ingesta diaria recomendada de Omega-6 y 9; sin embargo, las mujeres pueden tomar hasta 1,4 gramos y los hombres 1,6 gramos de Omega-3 al día.

Algunos efectos secundarios del aumento de la ingesta de ácidos grasos omega pueden incluir trastornos estomacales menores y náuseas. Si las náuseas son persistentes mejor reducir la dosis. Las reacciones alérgicas son raras, pero necesitarás ayuda médica si aparece picazón, hinchazón o sarpullido.

Cobre

El cobre ha disfrutado durante mucho tiempo de una reputación de juventud en la comunidad del cuidado de la piel. La aplicación tópica de péptidos de cobre funciona como un antioxidante y puede estimular la producción de colágeno y elastina. Tiene propiedades antiinflamatorias, por lo que es una gran opción para tratar cicatrices, pigmentación y enrojecimiento.

El cobre juega un papel importante en nuestro color de piel y cabello. Cuando tenemos deficiencia de cobre, nuestra piel pierde su elasticidad, lo que facilita la formación de las terribles estrías. La falta de elasticidad de la piel puede ser causada por una deficiencia de vitaminas C, E, B5 y zinc, además del cobre. Por lo tanto, una dieta sana y equilibrada contribuye en gran medida a retener la juventud de la piel. Las fuentes naturales de cobre incluyen mariscos, camarones, trigo integral, ciruelas pasas, frijoles e hígado.

Los signos comunes de que puedes necesitar más cobre en su vida incluyen sentirte fatigada o débil, que te enfermes con frecuencia, tener dificultades para aprender o experimentar problemas de memoria, mayor sensibilidad al frío, piel pálida, canas prematuras y en algunos casos, pérdida de la visión. Un profesional médico te tomará un historial de salud y podría ordenar que te realicen un análisis de sangre para diagnosticar la deficiencia de cobre.

El riesgo de experimentar una deficiencia de cobre aumenta si usa suplementos con zinc en exceso, si te ha sometido a una cirugía bariátrica o sufre de ciertas afecciones de salud.

La suplementación con cobre puede ser perjudicial si tomas más de lo recomendado. Demasiado cobre te puede provocar un daño hepático, náuseas, calambres y dolor abdominal. Por lo tanto, se recomienda mantenerse dentro de los límites diarios de 15 mg para los hombres y 12 mg para las mujeres (Bailey, s.f.).

Coenzima Q10

Más que un ingrediente de moda en los productos antienvejecimiento, la Q10 es un aliado natural en nuestra lucha por retrasar los signos del envejecimiento. La coenzima Q10 se produce naturalmente en el cuerpo y contribuye al funcionamiento de las células. Una de sus principales funciones es energizar las células, facilitando la regeneración celular. También actúa como un poderoso antioxidante para preservar el resplandor juvenil de nuestra piel durante más tiempo.

Las fuentes alimenticias de Q10 se pueden encontrar en aves de corral, sardinas, huevos, papas, verduras de hoja verde y legumbres. Por lo general, se recomienda una dosis diaria de 90 a 200 mg de la coenzima (Kubala, 2018). Tu régimen de cuidado de la piel puede maximizar los efectos. Asegúrate de usar productos para el cuidado de la piel que contengan Q10 como ingrediente. Los resultados te sorprenderán.

La Q10 retrasa el envejecimiento, lo que lo convierte en un ingrediente muy querido en los productos de belleza. Al energizar las células y estimular la regeneración celular, la estructura natural de la piel se refuerza, reduciendo visiblemente las arrugas. La coenzima también ayuda a la piel a mantener la firmeza y la suavidad.

Otro beneficio del que no se habla lo suficiente es la capacidad que tiene para hacer que otros nutrientes trabajen más duro. Cuando la Q10 se utiliza en combinación con vitamina C y E, sus efectos antioxidantes y de producción de colágeno se potencian (de Sevilla, 2021). Los resultados son una piel bellamente radiante.

Los casos leves de deficiencia de la coenzima Q10 pueden causar problemas con la coordinación a finales de los 60 años (MedLine Plus, s.d.-c). Se recomienda que la tomes en dosis pequeñas varias veces al día en lugar de una sola dosis grande. La dosis diaria promedio oscila entre 100 y 200 miligramos. Lo mejor es asesorarse con un profesional.

Azufre

Este oligoelemento ayuda con el metabolismo. Está presente en los alimentos ricos en proteínas y una dieta equilibrada proporciona todo lo que necesitas (Martínez Blasco, 2015). El azufre tiene muchos usos cosméticos y puede mejorar la elasticidad de la piel. Elimina las toxinas acumuladas en la piel y puede calmar las alergias. El azufre también iguala la pigmentación de la piel.

El azufre se usa para tratar muchas afecciones en la piel y está presente en barras, lociones y cremas para tratar el acné. Aquellos que sufren de alergias pueden beneficiarse de la adición de alimentos ricos en azufre a su dieta. Las fuentes naturales incluyen mango, pescado, mariscos y cebolla, por nombrar algunos. Asegúrate de usar productos que contengan azufre solo según las indicaciones.

Cuando uses productos que contengan azufre, ten cuidado de mantenerlos alejados de tus ojos. Si accidentalmente se te entra algún producto en el ojo, enjuaga bien. Cuando uses azufre en forma de crema o loción, siempre lava las áreas afectadas antes de la aplicación.

Potasio

Nuestros cuerpos necesitan potasio para mantenerse saludables. La mayoría de las mujeres necesitamos 2,600 miligramos de potasio al día. Los hombres necesitan 3.400 miligramos diarios. Agrega más alimentos ricos en potasio a tu dieta para prevenir deficiencias. Las papas, los plátanos y los hongos son ricos en potasio.

Los altos niveles de potasio pueden ser dañinos, especialmente en los ancianos y las personas con problemas renales (American Heart Association, 2018). Así que ten cuidado con los suplementos y habla primero con un profesional. Algunos sustitutos de la sal pueden aumentar la cantidad de potasio en tu dieta. Estos típicamente contienen una gran cantidad de potasio y muy poco sodio.

Si tu piel se siente constantemente seca y con picazón, a pesar de la hidratación, puede ser una señal de que tu dieta carece de potasio. El mineral regula el almacenamiento de agua en el cuerpo y mantiene la piel brillante

El potasio apoya la renovación celular rápida, dando una apariencia más joven y saludable a la piel. El nutriente ayuda a mejorar las cicatrices y manchas, además de mantener el equilibrio del pH de la piel. Cuando tenemos la piel muy seca, el equilibrio del pH puede verse interrumpido. Dado que el potasio ayuda a la piel a retener la humedad, la piel permanece sana y equilibrada durante más tiempo.

La deficiencia de potasio puede estar detrás de esa persistente pérdida de cabello. Cuando el potasio es escaso, el cuero cabelludo puede secarse, lo que contribuye a la pérdida de cabello. Por otro lado, podemos experimentar un mayor crecimiento del cabello cuando nuestras dietas son ricas en potasio.

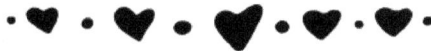

· ❤ · ❤ · ❤ · ❤ · ❤ ·

Silicio

El silicio es un ingrediente esencial para una piel más joven y elástica. Este mineral ayuda a mantener la piel sana y mantiene a raya los signos del envejecimiento. Este oligoelemento está presente de forma natural en nuestros cuerpos y desempeña un papel en la producción de colágeno y elastina (Danti, 2017).

Las reservas de silicio orgánico se agotan con la edad, por lo que es necesario aumentar la ingesta de este mineral a partir de los 40 años. Hacerlo ayudará a mantener una piel sana, pero el mineral también tiene otros beneficios.

- Estimula la protección del colágeno.

- Tiene una acción desintoxicante.

- Fortalece el cartílago.

- Mejora los problemas de la piel y las quemaduras solares.

- Protege la piel contra los radicales libres y las arrugas.

El silicio se puede encontrar en granos enteros y varias otras verduras, por consiguiente, es un elemento básico en los productos de belleza.

Magnesio

Cuando nuestra piel se ve opaca o dañada puede apuntar a una deficiencia de magnesio. Muchas personas consumen menos de la cantidad diaria recomendada (RDA). La dosis diaria recomendada para una mujer adulta es de 310 mg. Los granos enteros, las verduras de hoja verde y las legumbres son excelentes fuentes dietéticas.

El magnesio hace que la piel se vea impresionante. Ayuda a mantener una barrera cutánea saludable y se puede usar tópicamente. A menudo se incluye en productos antiinflamatorios y cosméticos. Hasta el 40%

del magnesio dietético es absorbido por el cuerpo (Women's Health, 2016). Si te estás suplementando de magnecio, puede ser fácil exagerar. Los efectos secundarios del exceso de magnesio pueden incluir diarrea. En casos extremos, demasiado magnesio puede ser mortal.

Para evitar una sobredosis, lo mejor es buscar un multivitamínico que contenga magnesio, vitamina D3, calcio y hierro. Estas vitaminas se equilibrarán entre sí. Las vitaminas de liberación lenta son una buena opción.

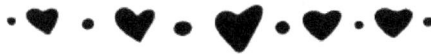

·♥ · ♥ · ♥ · ♥ · ♥ ·

Niacinamidas

Mejor conocido como vitamina B3, este nutriente esencial soluble en agua asegura que nuestras células se mantengan saludables. Nuestros cuerpos no pueden producirlo, por lo que se hace necesario incluir huevos, legumbres, pescado y otras fuentes de alimentos en nuestras dietas.

Los efectos más dramáticos de la niacinamida se pueden ver en aplicaciones tópicas. La vitamina se utiliza en cosméticos y es fácilmente absorbida por la piel. La vitamina B3 se cree que es útil en el tratamiento del acné y el eccema. Protege la barrera cutánea además de tener propiedades calmantes y reafirmantes. Las propiedades antioxidantes tampoco pueden pasarse por alto. La vitamina puede ayudar a reducir los signos del envejecimiento, aclarar las manchas oscuras incluso en la piel y estimular la producción de colágeno.

Para el consumo como suplemento, se recomienda limitar su ingesta a 35 gramos por día para adultos.

Tiamina

Mejor conocido como vitamina B1, este nutriente tiene beneficios para la piel propensa al acné y seca. También puede mejorar la apariencia de las arrugas. Lo hace ayudando a la reproducción celular, lo que nos permite tener una piel clara y saludable.

La tiamina a menudo se incluye en productos destinados a controlar el acné. Cuando se toma por vía oral, los hombres adultos no deben exceder una dosis diaria de 1,2 mg. Se aconseja a las mujeres adultas que tomen 1 mg al día.

Si sufres de brotes relacionados con el estrés, la tiamina puede ser capaz de ayudarte. La vitamina se conoce como la vitamina "antiestrés" y puede calmar el sistema nervioso. Simplemente incluye alimentos ricos en tiamina como semillas de girasol, legumbres, semillas y mejillones en tu dieta. Si sigues la ruta del suplemento, no excedas la dosis diaria recomendada.

Riboflavina

Otro miembro de la familia de las vitaminas B, la riboflavina también se llama vitamina B2. Esta vitamina es importante para que las células crezcan y se desarrollen, además desempeña un papel en la conversión de alimentos en energía. La cantidad de vitamina B2 que necesitarás dependerá de tu edad y sexo. En general, las mujeres adultas necesitarán 1.1 microgramos diarios (Institutos Nacionales de Salud, s.f.).

La vitamina se encuentra en muchos alimentos, incluidos los huevos, la carne magra y ciertas verduras. Si la ruta del suplemento es más tu velocidad, la riboflavina se encuentra típicamente en productos dietéticos multivitamínicos y complejos de vitamina B. La deficiencia de vitamina B2 es bastante poco común, pero los veganos estrictos, las mujeres embarazadas y aquellos que no consumen productos lácteos tienen más probabilidades de desarrollar una deficiencia.

Cuando hay una escasez de riboflavina, podemos desarrollar lesiones en la esquina de la boca, labios agrietados dolorosos y pérdida de cabello. A veces, la anemia puede asentarse si la deficiencia es lo suficientemente significativa.

Ácido Pantoténico

La vitamina B5 es soluble en agua y desempeña un papel en la producción de anticuerpos. La vitamina B5 ayuda a mantener la piel hidratada y puede reducir las manchas relacionadas con el acné. Cuando somos deficientes en esta vitamina, los síntomas pueden presentarse como insomnio, fatiga, estrés, migrañas, o incluso entumecimiento en las manos y pies. Una dieta equilibrada nos aporta toda la vitamina B5 que necesitamos. Las fuentes dietéticas ricas incluyen levadura de cerveza, coliflor, aguacate, salmón y queso. La piel extrae varios beneficios de esta vitamina.

- Mantiene la humedad en la piel: La vitamina B5 ayuda a contener la pérdida de agua de la piel. Se pueden mejorar problemas como la piel seca, la picazón y la descamación.

- Funciona como un antiinflamatorio: Cuando se aplica tópicamente, puede ayudar a proteger la piel del enrojecimiento causado por la exposición al sol.

- Hace que las cicatrices sean menos visibles: La aplicación tópica (un suero, crema o gel) puede reducir la visibilidad de la cicatriz.

- Es un antioxidante: El ácido pantoténico es un poderoso antioxidante y combate los signos del envejecimiento en un nivel más profundo en la piel. La vitamina B5 se dirige a las arrugas donde se forman, en la capa media de la piel, para reforzar la producción de colágeno y elastina.

La dosis diaria recomendada es de seis miligramos para adultos sanos (Nutritienda, 2009). La vitamina se considera segura, pero grandes dosis pueden causar diarrea.

Biotina

Los huevos, el hígado y el aguacate son fuentes ricas de Vitamina B7. El nutriente ayuda a que nuestras enzimas funcionen correctamente y desempeña un papel en la regeneración de nuestra piel y cabello (Navarro, 2021b). Esto hace que la biotina sea un ingrediente popular en los productos para el cuidado de la piel.

La vitamina estimula la circulación sanguínea y ayuda a regular la producción de aceite. Se alienta a las personas con piel grasa y mixta a agregar alimentos ricos en biotina a su dieta. La vitamina ayuda a regular la producción de aceite. Como beneficio adicional, hace que el cabello sea más voluminoso. La dosis diaria recomendada para hombres y mujeres adultos es de 30 microgramos.

La biotina es soluble en agua, por lo que no conduce a la toxicidad, pero hay un efecto secundario a tener en cuenta. Grandes cantidades pueden conducir a una disminución de la vitamina B5. Mantenerse dentro de la cantidad diaria recomendada generalmente evita este problema.

Vitamina F

Su nombre un poco inapropiado, en realidad la vitamina F no es una vitamina, es una mezcla de ácidos grasos. En los productos para el cuidado de la piel, actúa como humectante y previene el envejecimiento. Previene la descamación y ayuda en la reparación de la piel. Los productos para el cuidado de la piel, las leches y las fórmulas de champú para el cabello seco tienden a incluir vitamina F como ingrediente por una buena razón. Mejora la hidratación, reduce el enrojecimiento y le da a la piel un brillo luminoso. Los tratamientos para el acné, el envejecimiento y las manchas hacen uso de las capacidades de control de aceite de la vitamina. Una dieta equilibrada rica en Omega-3 generalmente proporciona todos los ácidos grasos que necesitarías.

Hierro

Las ojeras debajo de los ojos y la piel pálida son signos comunes de anemia. Es causada por la deficiencia de hierro. El hierro es necesario para transportar oxígeno por todo el cuerpo. También es esencial en la fabricación de tejidos conectivos y hormonas, por lo que es un nutriente necesario para una piel brillante.

Hay dos tipos de fuentes dietéticas. Hierro hemo y hierro no hemo, es decir, el hierro de origen animal y el de origen vegetal. El hierro de origen animal es mejor absorbido por el cuerpo. Si tu principal fuente de hierro es principalmente de origen vegetal, es aconsejable tomar vitamina C para mejorar la absorción. La recomendación típica para una mujer adulta es de 18 mg. Las necesidades individuales pueden variar, por lo que es una buena idea hablar con un profesional antes de tomar suplementos.

Cuando su consumo de hierro es demasiado alto, puede experimentar molestias gástricas o estreñimiento. La ingesta excesivamente alta de hierro está relacionada con la insuficiencia orgánica y puede dañar el hígado.

Polifenoles

Se encuentran en las plantas, estos poderosos antioxidantes protegen la piel contra el daño solar. Se utilizan como conservantes naturales en cosméticos y tienen poderosos efectos antienvejecimiento. Los polifenoles ayudan a la piel a mantener su firmeza. Cuando se aplican tópicamente, pueden reparar y rejuvenecer la piel. Pueden prevenir algunas formas de daño solar y revertir muchos signos de envejecimiento. Usa un suero lleno de polifenoles y un protector solar de amplio espectro todas las mañanas. Los polifenoles aumentarán los poderes protectores de tu protector solar para una mejor protección solar. Casi todos los productos cosméticos y de cuidado de la piel contienen alguna forma de polifenol.

Los Probióticos y tu Piel

Si tu piel es propensa al acné, los probióticos podrían convertirse en tus nuevos mejores amigos. Ayudan a tu piel a lograr el equilibrio. Los probióticos se encuentran fácilmente en el yogur y el chucrut, además tienen beneficios para nuestra salud digestiva. Nuestra piel puede disfrutar de estos beneficios:

- Las condiciones de la piel mejoran. El acné, las erupciones cutáneas y otras afecciones de la piel pueden producirse cuando nuestra flora intestinal se altera. Los probióticos ayudan a restablecer el equilibrio, mejorando las condiciones de la piel que se desencadenaron.

- Apariencia más suave. El uso tópico de probióticos puede ayudar a construir colágeno, que suaviza la apariencia.

- Mejor hidratación de la piel. Ciertas cepas de probióticos pueden ayudar a fortalecer la barrera de la piel. Una barrera cutánea fuerte es necesaria para prevenir la sequedad.

- Menos brotes. Los probióticos son antiinflamatorios. El uso regular, por lo tanto, mantiene la inflamación a raya, lo que resulta en menos brotes.

Se cree que los efectos de los probióticos son más potentes cuando se ingieren. Nuestra salud está ligada a nuestra salud intestinal y nuestra piel refleja nuestra salud en general. Los probióticos pueden ayudar a mejorar la dermatitis atópica al mantener el equilibrio natural en el intestino.

Para aprovechar al máximo los probióticos, necesitamos incluir prebióticos. Podemos pensar en los prebióticos son como el "alimento" para los probióticos vivos. Los probióticos aseguran la regulación de producción de aceite en la barrera de la piel. Los probióticos pueden combatir el daño causado por los radicales libres, retrasando así los signos del envejecimiento.

La capacidad de los probióticos para reconstruir la barrera cutánea debe ser de especial importancia para las personas con piel sensible. La piel sensible tarda un poco más en repararse cuando está dañada, pero los probióticos pueden ayudar a acelerar el proceso de curación. Como resultado, tu piel estará menos inflamada e irritada.

La aplicación tópica de probióticos ayuda a proteger la piel y puede ser eficaz en el tratamiento de la marihuana (Acosta, 2021). Ciertos tipos de piel favorecen ciertos probióticos. La piel propensa a las imperfecciones puede recurrir a productos para el cuidado de la piel que contengan nitrosomas de eutrofa. La piel seca encuentra beneficios del lactobacillus rhamnosus. El lactobacillus paracasei es beneficioso para la piel sensible, mientras que el envejecimiento y la piel dañada por el sol pueden usar glicoproteína bífida no viva con buenos resultados.

Colágeno para Rejuvenecer la Piel

El colágeno es una familia de proteínas que se pueden encontrar en los tejidos conectivos, órganos, piel y huesos. Tu puedes detectar "colágeno hidrolizado" en la etiqueta del suplemento y preguntarte qué significa. El colágeno hidrolizado es colágeno que se descompone en partículas fáciles de procesar. A partir de ahí, el colágeno se descompone en aminoácidos y es utilizado por el cuerpo. Los suplementos de colágeno pueden ser caros, pero la gelatina puede resultar ser una alternativa económica (Cenizo, 2017).

El colágeno puede representar casi el siete por ciento de la masa corporal de una persona, y juega un papel principal en la aptitud y elasticidad de nuestra piel. El colágeno es uno de los principales componentes que se encuentran en la dermis y le da a la piel su textura. Sin embargo, no podemos pasar por alto la elastina. La elastina le da a la piel una apariencia juvenil y ayuda a mantener la hidratación de la piel. La elastina también juega un papel en la prevención de roturas en las fibras del tejido conectivo, la dermis y el epidérmico, retrasando el envejecimiento facial.

La piel con niveles saludables de colágeno y elastina es más fuerte y resistente al daño. Hay varios tipos diferentes de colágeno, por lo que el nutriente a veces se conoce como una "familia de proteínas". La elastina proporciona a los tejidos conectivos la capacidad de estirarse y volver a su forma original, dando elasticidad a nuestra piel.

- La ingesta adecuada de colágeno tiene beneficios adicionales para la piel, otorgándole una apariencia luminosa libre de signos de fatiga.

- Ayuda al rejuvenecimiento de la piel, dejando la piel suave al tacto.

- El colágeno es útil en la batalla contra la piel seca. La proteína ayuda a preservar los niveles óptimos de agua en la piel, manteniéndola hidratada.

- El colágeno detiene la flacidez de la piel y minimiza las líneas de expresión. A partir de los 35 años, nuestros cuerpos no producen tanto colágeno, lo que puede provocar signos tempranos de envejecimiento. Al reponer nuestros niveles de colágeno, podemos asegurarnos de que la piel conserve su apariencia juvenil durante más tiempo.

La proteína otorga a nuestra piel, cabello y uñas una apariencia saludable y puede prevenir las estrías. Juega un papel importante en el proceso de curación, por lo que la introducción de alimentos ricos en colágeno en tu dieta puede beneficiar a tu piel de muchas maneras.

Ciertos alimentos son ricos en colágeno, mientras que otros alimentos contribuyen a su fabricación en el cuerpo. Las frutas y verduras rojas (tomates, fresas) son útiles para estimular su producción. Las nueces, el caldo de huesos, los productos lácteos y los alimentos que contienen azufre son buenas fuentes dietéticas de colágeno.

No hay pruebas suficientes para apoyar el uso de suplementos de colágeno. Al igual que con la mayoría de los nutrientes, la mejor manera de beneficiarse de ellos es a través de una dieta equilibrada. Los suplementos son generalmente seguros y la cantidad de colágeno variará dependiendo de la forma. Una dosis diaria de 2,5 gramos de colágeno hidrolizado puede beneficiar la salud y la hidratación de la piel. Las dosis más grandes se utilizan típicamente para mejorar la densidad ósea y la masa muscular. Cuando se usa colágeno sin desnaturalizar, una dosis de hasta 40 mg diarios puede otorgar beneficios para la piel y las articulaciones. El colágeno simple difiere ligeramente del colágeno hidrolizado. Aquí el colágeno todavía está en una forma biológicamente activa, mientras que en la forma hidrolizada se descompone en péptidos. Es posible aumentar la ingesta de colágeno sin suplementos, pero los datos se basan en la eficacia de la gelatina cuando se usa como suplemento. La forma de colágeno cocido se agrega con frecuencia a salsas, sopas y postres gelatinosos, pero no hay recomendaciones de dosificación específicas disponibles.

Es importante recordar que la luz UV descompone el colágeno. Usar protector solar y disfrutar de una dieta rica en antioxidantes son dos de las mejores maneras en que puede preservar sus niveles de colágeno de forma natural.

Hay un poco de debate sobre si la biotina o el colágeno son mejores para la piel. Cuando estamos deficientes de biotina, la suplementación con la vitamina puede ayudar a mejorar la salud de la piel. Pero, en general, el colágeno parece ser la mejor opción para mejorar la apariencia de la piel.

Cuando una persona tiene una deficiencia de biotina, tomar un suplemento puede mejorar la salud de su piel. De lo contrario, el colágeno puede ser una mejor opción, ya que hay más evidencia que sugiere que ayuda a mejorar la apariencia de la piel. Los estudios que investigan cómo el colágeno retrasa el proceso de envejecimiento han encontrado resultados alentadores, apuntando hacia el colágeno como el sustituto de elección para retrasar el envejecimiento. La biotina, por otro lado, aún no tiene estudios que la respalden. Aun así, es perfectamente seguro tomar biotina y colágeno juntos.

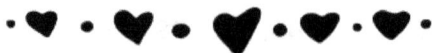

· ❤ · ❤ · ❤ · ❤ · ❤ ·

8

Conclusión

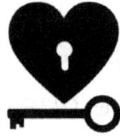

El buen cuidado de tu rostro es un hábito diario que crece y cambia junto con las necesidades específicas de tu piel. Ahora ya sabes que la piel requiere diferentes pasos para tratarla, según su tipo, edad, color, incluso factores internos y externos, por lo que una solución estándar nunca ha funcionado. Este libro tiene como objetivo darte las herramientas para conocer tu piel y resolver todas las posibles amenazas que puedan causar imperfecciones en tu rostro.

Todas merecemos tener una piel sana, sin embargo, las imperfecciones nos muestran que algo anda mal en nuestro organismo. Debemos actuar a tiempo para corregir las imperfecciones y los desafíos de la piel con conocimiento. Después de todo, ¿quién mejor que tú para identificar lo que tu piel necesita?

En la actualidad, los múltiples talentos que las mujeres latinas nos han convertido en protagonistas exitosas en varios frentes. La interacción a nivel social y profesional se ha vuelto indispensable y presente en nuestras vidas, especialmente en las últimas décadas. Este libro es para nosotras, que nos hemos empoderado diariamente en valores, conocimiento e imagen. Como parte de este conjunto, tener una piel hermosa se convierte en un activo y un fantástico impulso de confianza. También es una excelente razón para cuidar mejor de nuestros cuerpos. La condición de nuestra piel está ligada a la nutrición, nuestro compromiso de usar protector solar y proporcionar el cuidado diario adecuado.

Ahora entiendes que la eficacia del cuidado de la piel depende de uno o más objetivos específicos. Por ejemplo, algunas personas quieren envejecer con gracia, mientras que otras quieren abordar la sensibilidad y controlar la piel grasa.

Este libro sirve como guía para mujeres como tú o como yo. Aprender a cuidar tu piel es un viaje a medida que maduras. Como resultado, las acciones que aplicas hoy pueden hacer la diferencia para ti en el futuro y es posible que de vez en cuando, requieras refrescar tu memoria con estas lecciones aprendidas.

Recuerda que los mejores regalos son aquellos que perduran en nuestra mente, cambian nuestras vidas y llegan a formar parte de nuestra rutina diaria.

¡Un fuerte abrazo!

Me siento orgullosa de escribir para nuestra comunidad Latina.

———— ♥ ♥ ♥ ————

Si disfrutaste leyendo mi libro, por favor déjame tu reseña y recomiéndalo. Tu opinión es sumamente valiosa para mi, ya que me motiva a seguir investigando y desarrollando conocimiento que satisfaga nuestras necesidades especificas.

Abrazos
Catalina

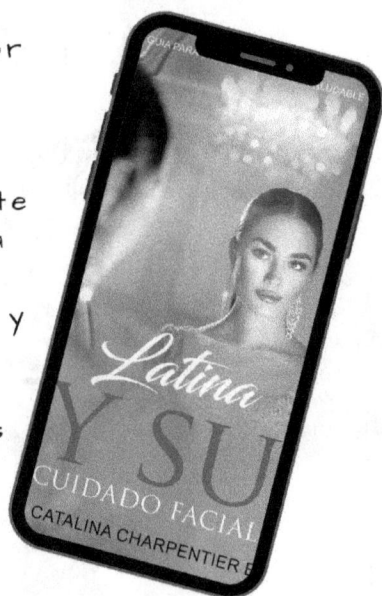

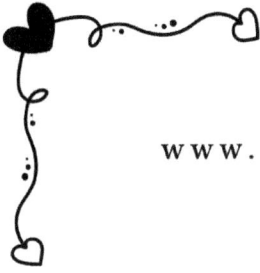

www.artemixbeauty.com

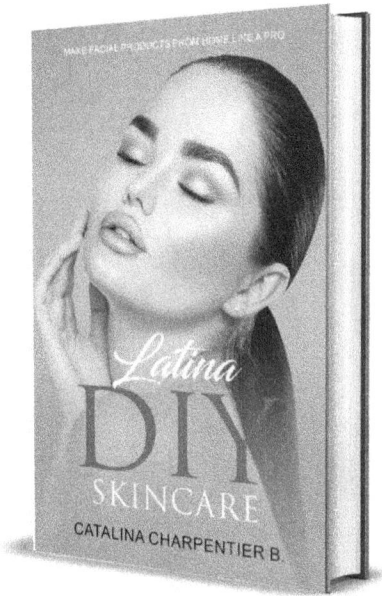

Take your Skincare to the next
level! Discover how to create
natural products like a
professional from the comfort of
your home.

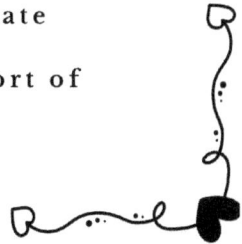

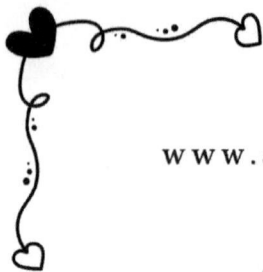

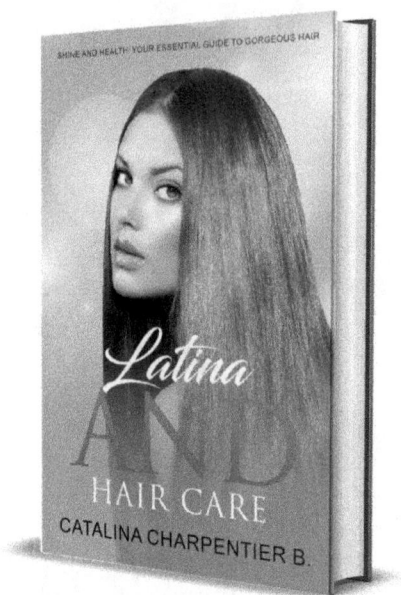

Descubre los secretos para lucir espectacular en cada página. Aprende sobre el cuidado de la piel, la elección de productos y los mejores suplementos para rejuvenecer tu rostro.

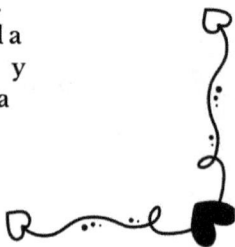

www.artemixbeauty.com

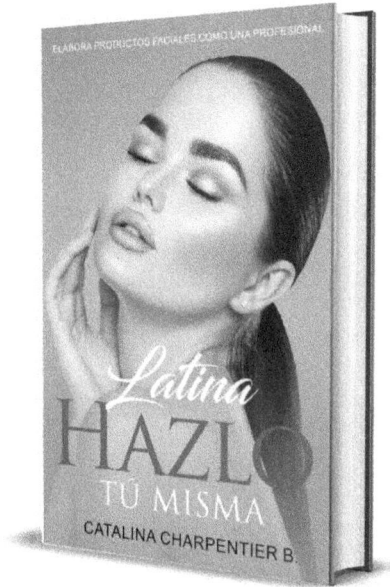

¡Lleva tu cuidado de la piel al siguiente nivel! Descubre cómo crear productos naturales como un profesional desde la comodidad de tu hogar.

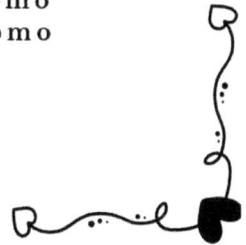

Referencias

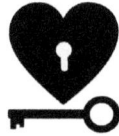

Acosta, L. (2021, July 7). ¿Sabías que los probióticos pueden transformar tu piel? People En Es-
pañol. https://peopleenespanol.com/ponte-bella/prob
ioticos-prebioticos-postbioticos-transforma-tu-piel/

Sociedad Americana del Cáncer. (s.f.). Datos y cifras
sobre el cáncer para hispanos/latinos 2012-2014.
Consultado el 4 de junio de 2022,
https://www.cancer.org/content/dam/
cancer-org/research/cancer-facts-and-statistics/cancer
-facts-and-figures-for-hispanics-and-latinos/cancer-fact
s-and-figures-for-hispanics-and-latinos-2012-2014.pdf

American Cancer Society. (2019). Factores de riesgo
para el cáncer de piel tipo melanoma. American Cancer
S o c i e t y .
https://www.cancer.org/es/cancer/cancer-de-piel-tipo
-melanoma/causas-riesgos-prevencion/factores-de-rie
sgo.html

American Cancer Society. (2022, January 12). Estadísticas importantes sobre el cáncer de piel tipo melanoma. American Cancer Society. https://www.cancer.org/es/cancer/cancer-de-piel-tipo-melanoma/acerca/estadisticas-clave.html

Asociación Americana del Corazón. (2018, 24 de mayo). Una cartilla sobre potasio. Www.goredforwomen.org . https://www.goredforwomen.org/es/healthy-living/healthy-eating/eat-smart/sodium/potassium

Andrades, P., Benítez, S., & Prado, A. (2006). Recomendaciones para el manejo de cicatrices hipertróficas y queloides. Revista Chilena de Cirugía, 58(2), 78–88. https://doi.org/10.4067/S0718-40262006000200003

Bailey, J. (s.f.) Cómo tomar cobre con zinc. LIVESTRONG.COM. Consultado el 17 de junio de 2022 desde https://www.livestrong.com/article/511087-how-to-take-copper-with-zinc/

Bard, S. (2021, 21 de septiembre). Eczema y estrés: desencadenantes, conexión y más. Www.medicalnewstoday.com. https://www.medicalnewstoday.com/articles/eczema-and-stress#:~:text=A%202020%20prospective%20study%20looked

Begoun, P. (s.f.). Exfoliantes faciales: Todo lo que necesitas saber. Paula's Choice Cuidado de la

piel. https://www.paulaschoice.com/expert-advice/ski
ncare-advice/cleansers/to-scrub-or-not-to-scrub.html

Benedetti,   J.   (2022,   enero).   Reacciones   de
fotosensibilidad - Trastornos de la piel. MSD Manual
Versión   para   el   consumidor.   sensibilidad
https://www.msdmanuals.com/home/skin-disorders/s
unlight-and-skin-damage/photosensitivity-reactions#:~
:text=Photo%2C%20a veces%20referido%20 a%20as

↑ Bjarnadottir, A. (2021, 15 de febrero). ¿Cuánta
vitamina D debe tomar para una salud óptima?
H   e   a   l   t   h   l   i   n   e   .
https://www.healthline.com/nutrition/how-much-vitam
in-d-to-take#How-common-is-vitamin-D-deficiency?

Borve, A. (2017, April 8). La Academia Americana de Dermatología evalúa el riesgo de cáncer de piel en latinos.
First Derm. https://www.firstderm.com/es/la-acael-ries
go-de-cancer-de-piel-en-latinos/

Brooks, C. J., Gortmaker, S. L., Long, M. W., Cradock, A.
L., & Kenney, E. L. (2017). Disparidades raciales/étnicas y
socioeconómicas en el estado de hidratación entre los
adultos estadounidenses y el papel del agua del grifo
y laingesta de bebidas. Revista Americana de Salud
Pública, 107(9), 1387–1394. https://doi.org/10.2105/ajp
h.2017.303923

↑ Cantu-Pawlik, S. (2019, 14 de junio). Los niños latinos
enfrentan disparidades crónicas en las afecciones de la

piel.   Salud   América.
https://salud-america.org/latinos-face-chronic-skin-con
dition-disparities-eczema/#:~:text=Latinos%20are%20a
mong%20those%20groups

Carswell, L., & Borger, J. (2020). Queloides cicatriciales
hipertróficos. PubMed; StatPearls Publishing. https://w
ww.ncbi.nlm.nih.gov/books/NBK537058/

Cenizo, N. (2017, October 5). Colágeno para deportis-
tas: ¿Sirve para algo el suplemento de moda? Salud
Más Deporte. Expertos En Medicina Deportiva Y Deporte Saludable. https://www.saludmasdeporte.com/c
olageno-hidrolizado-articulaciones/

Cobb, C. (2022, 25 de abril). Círculos oscuros debajo de los ojos: Causas y tratamientos. Línea
de salud. https://www.healthline.com/health/dark-circ
le-under-eyes#causes

Cronan, K. (n.d.). Cómo escoger y usar un protector solar (para Padres) - Nemours KidsHealth. Nemours Chil-
dren's Health. https://kidshealth.org/es/parents/sunsc
reen.html

CuídatePlus Editorial Office. (2017, October 18). ¿Sabes
reconocer   tu   tipo   de   piel?   CuidatePlus.
https://cuidateplus.marca.com/belleza-y-piel/cuidados
-faciales/2017/10/20/-reconocer-tipo-piel-145874.html

Danti, C. M. (2017, August 16). Propiedades del silicio para la piel - ideal para eliminar la flacidez. Www.mundodeportivo.com/Uncomo. https://www.mundodeportivo.com/uncomo/belleza/articulo/propiedades-del-silicio-para-la-piel-ideal-para-eliminar-la-flacidez-46865.html#:~:text=Silicio%20en%20cosm%C3%A9tica

Danti, C. M. (2021, March 19). Vitamina A para la piel: beneficios, alimentos y cómo tomarla. Www.mundodeportivo.com/Uncomo. https://www.mundodeportivo.com/uncomo/belleza/articulo/vitamina-a-para-la-piel-beneficios-alimentos-y-como-tomarla-51112.html

de Sevilla, D. (2021, October 2). Qué es la coenzima Q10 y por qué es la mejor aliada contra el envejecimiento. Diario de Sevilla. https://www.diariodesevilla.es/wappissima/belleza/que-es-coenzima-Q10-contra-envejecimiento_0_1615638895.html

Universidad de Duke. (2019, 26 de junio). ¿Qué hizo a los humanos "el primate gordo"? Los cambios en el empaquetamiento del ADN frenaron la capacidad de nuestro cuerpo para convertir la grasa "mala" en grasa "buena". ScienceDaily. https://www.sciencedaily.com/releases/2019/06/190626160337.htm

Eucerina. (sin fecha-a). Dermatitis atópica en la cara - causas y tratamiento | Eucerina. Www.eucerin.co.za. Consultado el 16 de junio de 2022 en https://www.eucerin.co.za/skin-concerns/atopic-derma titis/facial-atopic-dermatitis#:~:text=The%20symptoms %20of%20facial%20Atopic

Eucerina. (n.d.-b). Eucerina: Piel hipersensible, propensa al enrojecimiento | Hipersensibilidad en general. Eucerina. Consultado el 6 de junio de 2022 en https://int.eucerin.com/skin-concerns/hypersensitive-r edness-prone-skin/hypersensitivity-in-general#:~:text= Hypersensitive%20skin%20%2D%20or%20very%20sen sitive

Eucerin. (n.d.-c). Eucerin: Piel atópica | Dermatitis atópica facial. Www.eucerin.es. Retrieved June 15, 2022, f   r   o   m https://www.eucerin.es/problemas-de-la-piel/dermatiti s-atopica/dermatitis-atopica-en-la-cara#:~:text=La%20 dermatitis%20at%C3%B3pica%20(o%20eccema

↑ Evans, S. (2022, 20 de mayo). Cómo usar una mascarilla de la manera correcta - L'Oréal Paris. L'Oréal P   a   r   í   s   . https://www.lorealparisusa.com/beauty-magazine/skin -care/skin-care-essentials/mascarilla-facial-errores-a-e vitar

Farmacia Maiz Piat. (2019, November 30). Cómo prevenir y tratar las manchas de la cara. Www.farmaciamaizpiat.es. https://www.farmaciamaizpiat.es/blog/como-prevenir-y-tratar-las-manchas-de-la-cara

FDA. (2018, 3 de noviembre). Factor de protección solar (SPF). FDA. https://www.fda.gov/about-fda/center-drug-evaluation-and-research-cder/sun-protection-factor-SPF

Gauglitz, G. G., Korting, H. C., Pavicic, T., Ruzicka, T., & Jeschke, M. G. (2011). Cicatrices hipertróficas y queloides: pathomechanisms y estrategias de tratamiento actuales y emergentes. Medicina Molecular (Cambridge, Massachusetts) , 17(1-2), 113–125. https://doi.org/10.2119/molmed.2009.00153

Gil, P. A. (2022, March 27). Acné adulto: qué es y cómo combatir la aparición de granos. Esquire. https://www.esquire.com/es/cuidados-hombre/a39492062/acne-adulto-hombre-tratamiento/

Goulden, V., Clark, S. M., & Cunliffe, W. J. (1997). Acné post-adolescente: una revisión de las características clínicas. The British Journal of Dermatology, 136(1), 66–70. https://pubmed.ncbi. nlm.nih.gov/9039297/

Guarino, D. F. (2021, March 4). Acné en la mujer adulta: causas, características y tratamiento. Madriderma. https://madriderma.com/acne-mujer-adulta/

Hand, J. (2017, March 22). Opciones de tratamiento para las cicatrices del acné que no mejoran con el tiempo. Red de Noticias de Mayo Clinic. https://newsnetwork.mayoclinic.org/es/2017/03/22/op ciones-de-tratamiento-para-las-cicatrices-del-acne-que -no-mejoran-con-el-tiempo/

Henríquez, M. P., Karla. (2018, March 16). Entiende el funcionamiento de las cremas antiarrugas. Mejor Con Salud. https://mejorconsalud.as.com/entiende-fu ncionamiento-cremas-antiarrugas/

Jablonski, N. G. (1999). Un posible vínculo entre los defectos del tubo neural y la exposición a la luz ultravioleta. Hipótesis médicas, 52(6), 581–582. https://doi.org/ 10.1054/mehy.1997.0697

Jablonski, N. G., & Chaplin, G. (2013). La pigmentación epidérmica en el linaje humano es una adaptación a la radiación ultravioleta. Revista de Evolución Humana, 65(5), 671–675. https://doi.org/10.1016/j.jhevol.2013.0 6.004

Kaufman, B., & Alexis, A. (2018, 16 de febrero). Eczema en piel de color: Lo que necesitas saber. Asociación Nacional de Eczema. https://nationaleczema.org/blog/ eczema-in-skin-of-color/

Kirchweger, G. (2001). La biología del color de la piel: blanco y negro. Descubrir, 22(2).

Kowalczyk, J. (2020, mayo). Cómo la dermatitis atópica puede dañar su salud mental. Sharecare. https://www.sharecare.com/skin-health/atopic-dermatitis-mental-health?cbr=ggle11202021

↑ Kubala, J. (2018, 4 de septiembre). Dosis de CoQ10: ¿Cuánto debe tomar por día? Línea de salud; Healthline Media. https://www.healthline.com/nutrition/coq10-dosedad#dosis

La Roche-Posay. (s.f.). 10 alimentos ricos en zinc y selenio que debe comer con más frecuencia para una piel brillante | La Roche Posay Reino Unido. LaRoche-Posay. Consultado el 16 de junio de 2022 en https://www.laroche-posay.co.uk/en_GB/10-zinc-and-selenium-rich-foods-you-should-eat-more-often-for-glowing-skin.html#:~:text=Selenium%20is%20also%20a%20mineral

Levey, D. K. (2020, October 15). ¿Cuáles son los beneficios de la vitamina E para mi piel? | La barra. Neutrogena. https://es.neutrogena.com/the-bar/the-benefits-of-vitamin-e.html#:~:text=El%20cuidado%20de%20la%20piel

Link, R. (2020, 28 de enero). 5 beneficios y usos del agua micelar. Línea de salud. https://www.healthline.com/nutrition/micellar-water-benefits#_noHeaderPrefixedContent

Loomis, W. F. (1967). Regulación del pigmento de la piel de la biosíntesis de vitamina D en el hombre: La variación en el ultravioleta solar en diferentes latitudes puede haber causado diferenciación racial en el hombre. Ciencia, 157(3788), 501–506. https://doi.org/10.11 26/science.157.3788.501

L'Oréal Paris. (s.f.). Cómo cubrir el acné conmaquilla-je h. L'Oréal París. Consultado el 15 de junio de 2022 en https://www.lorealparisusa.com/beauty-magazine/ makeup/face-makeup/how-to-cover-up-acne

Lyons, A. B., Moy, L., Moy, R., & Tung, R. (2019). El ritmo circadiano y la piel: una revisión de la literatura. The Journal of Clinical and Aesthetic Dermatology, 12(9), 4   2   –   4   5   . https://www.ncbi.nlm.nih.gov/pmc/articles/PMC67776 99/#:~:text=The%20skin%20contains%20circadian%20 clock

Martinez Blasco, E. (2015, May 17). Azufre: usos y beneficios para la salud. Mejor Con Salud. https://mejorco nsalud.as.com/azufre-usos-beneficios-la-salud/

Mayo Clinic. (n.d.-a). Acné - Diagnóstico y tratamiento - Mayo Clinic. Www.mayoclinic.org . https://www.mayoclinic.org/es-es/diseases-condition s/acne/diagnosis-treatment/drc-20368048

Mayo Clinic. (s.f.-b). Dermatitis - Diagnóstico y tratamiento - Mayo Clinic. Www.mayoclinic.org

. https://www.mayoclinic.org/diseases-conditions/der
matitis-eczema/diagnosis-treatment/drc-20352386

Clínica   Mayo.   (2018).   Vitamina   C.   Clínica
Mayo. https://www.mayoclinic.org/es-es/drugs-supple
ments-vitamin-c/art-20363932

Clínica Mayo. (2019). Cremas antiarrugas: su guía
para una piel de aspecto más joven. Clínica
Mayo. https://www.mayoclinic.org/diseases-condition
s/wrinkles/in-depth/wrinkle-creams/art-20047463

McGill, M. (2018, 18 de junio). Factorde protección S
un (SPF): ¿Cuál es el mejor protector solar? Noticias
médicas hoy. https://www.medicalnewstoday.com/arti
cles/306838#_noHeaderPrefixedContent

MedLine Plus. (sin fecha-a). Cuidados personales para
el acné: MedlinePlus enciclopedia médica. MedLine
Plus. https://medlineplus.gov/ency/patientinstructions
/000750.htm

MedLine   Plus.   (sin   fecha-b).   Cambios
en   la   piel   por   envejecimiento: MedlinePlus   enciclopedia   médica.   Medlineplus.gov
. https://medlineplus.gov/ency/article/004014.htm#:~:
text=With%20aging%2C%20the%20outer%20skin

MedLine Plus. (s.f.-c).). Deficiencia primaria de
coenzima Q10: MedlinePlus genetics. Medlineplus.gov.
Consultado   el   17   de   junio   de   2022   en

https://medlineplus.gov/genetics/condition/primary-co
enzyme-q10-deficiency/#:~:text=Primary%20coenzyme
%20Q10%20deficiency%20is

Mukherjee, T. (2019, 23 de mayo). ¿Qué es el PH de la piel? Cómo saber si el tuyo es saludable y por qué es importante. EverydayHealth.com. https://www.everydayhealth.com/skin-beauty/skin-ph-yours-healthy-why-it-matters-how-tell/#:~:text=%E2%80%9CThe%20pH%20of%20your%20cleansers

Nast, C. (2021a, March 9). Todo sobre los sérum: para qué sirven, cómo se usan y cuál elegir según tus necesidades. Vogue España. https://www.vogue.es/belleza/articulos/mejor-serum-como-usar-acido-hialuronico-vitamina-c-retinol

Nast, C. (2021b, May 20). A cada tipo de piel, su limpiador facial perfecto. Vogue España. https://www.vogue.es/belleza/articulos/limpieza-facial-tipos-limpiadores-desmaquillantes-cual-elegir-piel-grasa-seca-sensible

Nast, C. (2021c, July 26). Tónicos faciales: todo lo que necesitas saber de ellos. Glamour. https://www.glamour.mx/belleza/articulos/tonicos-faciales-todo-lo-que-necesitas-saber/20994

Institutos Nacionales de Salud. (s.f.). Oficina de Suplementos Dietéticos - Riboflavina. Ods.od.nih.gov. https://ods.od.nih.gov/factsheets/Riboflavin-DatosEnEs

panol/#:~:text=La%20riboflavina%2C%20conocida%20 tambi%C3%A9n%20como

Navarro, R. M. (2021a, February 18). ¿Qué es una crema despigmentante facial y como debo usarla? • Farmacia Angulo.   Farmacia   Angulo. https://nutricionyfarmacia.es/blog/belleza/cara/que-es -una-crema-despigmentante-como-debo-usarla/#:~:te xt=Las%20manchas%20en%20el%20rostro

Navarro, R. M. (2021b, October 27). Biotina para el Pelo: Para qué sirve y Beneficios • Farmacia Angulo. Farmacia Angulo. https://nutricionyfarmacia.es/blog/belleza/pel o/biotina-para-el-pelo/

Nicolas, A. (2019, June 27). ¿Qué es una crema de-spigmentante y qué puede hacer por tu piel? TEL-VA. https://www.telva.com/belleza/2019/06/27/5d12a 02701a2f14c9b8b4667.html

NORD (Organización Nacional para Trastornos Raros). (s.f.). Prurigo Nodularis. NORD (Organización Nacional de Trastornos Raros). Consultado el 16 de junio de 2022 e   n https://rarediseases.org/rare-diseases/prurigo-nodular is/#:~:text=Prurigo%20nodularis%20(PN)%20is%20a

Nutritienda. (2009, December 31). ¿Pará que sirve el Ácido Pantoténico? Beneficios y propiedades | Nutri-Tienda. Nutritienda. https://blog.nutritienda.com/acid o-pantotenico/

Petre, A. (2020, 3 de junio). ¿Qué es la cafeína y es buena o mala para la salud? Línea de salud. https://www.healthline.com/nutrition/what-is-caffeine#metabolism-fat-burning

Podlipnik, S. (2021, January 24). ¿Cómo quitar las manchas en la cara por un dermatólogo experto? Dr. Sebastian Podlipnik. https://www.sebastianpodlipnik.com/quitar-manchas-en-la-cara/

Pond's. (n.d.). Tipos de manchas que pueden aparecer en tu rostro. Pond's. Retrieved June 11, 2022, from https://www.ponds.com.ar/articulos/conoce-tu-piel/tono-uniforme/tipos-de-manchas-que-pueden-aparecer-en-tu-rostro.html#:~:text=Las%20cuatro%20categor%C3%ADas%20principales%20son

Press, E. (2018, August 26). 9 consejos para evitar las marcas del acné. InfoSalus. https://www.infosalus.com/estetica/noticia-consejos-evitar-marcas-acne-20180826081432.html

Ramos-e-Silva, M., Ramos-e-Silva, S., & Carneiro, S. (2015). Acné en mujeres. Revista Británica de Dermatología, 172, 20–26. https://doi.org/10.1111/bjd.13638

Rivera, R., & Guerra, A. (2009). Manejo del acné en mujeres mayores de 25 años. Actas Dermo-Sifiliográficas, 100(1), 33–37. https://doi.org/10.1016/S0001-7310(09)70054-7

Robledo, P. L. (2021, November 3). Si eres latina, tienes que tener más cuidado con las manchas de tu piel. Cosmopolitan. https://www.cosmopolitan.com/es/belleza/tratam ientos-cara-cuerpo/a38023701/manchas-piel-latina/#

Rodriguez, E. M. (2017, June 20). La estructura y funciones de la piel - Blog de CIM Formación. CIM Grupo de Formación. https://www.cimformacion.com/blog/estet ica-y-belleza/capas-de-la-piel-y-funciones/

Saldana, D. (2021, September 29). ¿Cuáles son los mejores probióticos para la piel? Noticias Sobre Discapacidad, Turismo, Sociedad Y Economía. https://ww w.tododisca.com/cuales-son-los-probioticos-piel/

Saludalia. (n.d.). La importancia de limpiar la cara a diario. Saludalia.com. https://www.saludalia.com/salu d-de-la-piel/la-importancia-de-limpiar-la-cara-a-diario

Sanchez, B. C. (2019, December 31). Por qué TENGO ACNÉ a los 30 AÑOS y Cómo eliminarlo. UnCOMO. https://www.mundodeportivo.com/uncomo/belleza/ar ticulo/por-que-tengo-acne-a-los-30-anos-y-como-elimi narlo-50087.html

Sanchez-Monge, M. (2019, May 21). Propiedades y beneficios del selenio. CuidatePlus. https://cuidateplus.marca.com/alimentacion/nutricion/ 2019/05/21/propiedades-beneficios-selenio-170145.ht ml

Santoyo, S. (2019, June 10). Cremas nutritivas: descubre todos sus beneficios - ¡Siéntete Guapa! Sentirte Guapa. https://sentirteguapa.com/cremas-nutritivas-benef icios/

Schafer, T., Nienhaus, A., Vieluf, D., Berger, J., & Ring, J. (2001). Epidemiología del acné en la población general: el riesgo de fumar. Revista Británica de Dermatología, 145(1), 100–104. https://doi.org/10.1046/j.1365-2133.2 001.04290.x

Schwabe, L., & Wolf, O. T. (2009). El estrés provoca el comportamiento del hábito en los seres humanos. Revista de Neurociencia, 29(22), 7191–7198. https://doi.o rg/10.1523/jneurosci.0979-09.2009

Scripps. (2013, 8 de julio). ¿Puede el protector solar revertir el envejecimiento de la piel? Scripps Health. https://www.scripps.org/news_items/4532-ho w-to-slow-down-your-skin-s-aging

Características faciales autoinformadas asociadas con el envejecimiento en una muestra diversa de hombres y mujeres de una encuesta de panel multinacional basa- da en la Web. (2015). Revista de la Academia Americana de Dermatología, 72(5), AB25. https://doi.org/10.1016/ j.jaad.2015.02.112

Sendagorta Cudós, E., & de Lucas Laguna, R. (2009). Tratamiento de la dermatitis atópica. Pediatría Atención

Primaria, 11, 49–67. https://scielo.isciii.es/scielo.php?script=sci_arttext&pid=S1139-76322009000300004

Sherry, M. (2022, May 3). Estas son las 10 claves para prevenir el acné adulto. Estetic. https://www.consalud.es/estetic/bienestar/10-claves-prevenir-acne-adulto_110338_102.html

Sinrich, J. (2018, 20 de junio). Cómo cambia su piel a los 30 años y qué puede hacer al respecto. PROPIO. https://www.self.com/story/skin-care-routine-30s#:~:text=%E2%80%9CCell%20turnover%20slows%20down%2C%20skin

Skin Cancer Foundation. (2018, December 28). Protector solar: Acerca del protector solar. La Fundación de Cáncer de Piel. https://cancerdepiel.org/prevencion/proteccion-solar/protector-solar-acerca-del-protector-solar

Streit, L. (2021, 9 de junio). Omega-3 y acné: ¿Cuál es la conexión? Línea de salud. https://www.healthline.com/nutrition/omega-3-for-acne

TechnoReviews. (2019, October 21). Bálsamo labial: aprende a elegir lo mejor de 2020. TecnoReviews. https://tecnoreviews.online/balsamo-labial/

Vanitatis, C. (2018, November 13). Qué propiedades tiene la vitamina K y por qué la necesitamos. Vanitatis.elconfidencial.com

. https://www.vanitatis.elconfidencial.com/estilo/belle
za/2018-11-13/que-es-la-vitamina-k_1637821/

Vincent, M. (2014, September 18). Cómo elegir una
crema para piel grasa - 6 pasos.
W w w . m u n d o d e p o r t i v o . c o m / U n c o m o .
https://www.mundodeportivo.com/uncomo/belleza/ar
ticulo/como-elegir-una-crema-para-piel-grasa-29668.ht
ml

WebMD. (s.f.). Los mejores alimentos ricos en vitamina
E. WebMD. https://www.webmd.com/diet/foods-high-i
n-vitamin-e#1

QUIÉN. (s.f.). Deficiencia de vitamina A. Organización
Mundial de la Salud.
https://www.who.int/data/nutrition/nlis/info/vitamin-a
-deficiency#:~:text=Deficiency%20of%20vitamin%20A%
20is

Women's Health. (2016, December 15). Todo lo que
el magnesio puede hacer por tu piel. Women's
Health. https://www.womenshealthmag.com/es/salud
-bienestar/a2001329/magnesio-beneficios/

Organización Mundial de la Salud. (s.f.). Radiación: El
índice ultravioleta (UV). Organización Mundial de la
Salud. https://www.who.int/news-room/questions-and
-answers/item/radiation-the-ultraviolet-(uv)-index

Zonadamas. (2021, June 23). Crema para piel seca: ¿Cuál es la mejor del 2022? ZONADAMAS. https://www.zona damas.mx/crema-para-piel-seca/

Referencias de imágenes

Andréa. D. (2020). Mujer étnica melancólica con maquillaje y cabello rizado cerca del espejo. Pexels. https://www.pexels.com/photo/melancholic-ethnic-wo man-with-makeup-and-curly-hair-near-mirror-4289680 /

Cottonbro. (2021). Mujer poniéndose crema facial en la mejilla. Pexels.

Cottonbro. (2020). Mujer acostada sobre textil azul. Pexels. https://www.pexels.com/photo/woman-lying-o n-blue-textile-3997993/

Lach, R. (2021). Persona que sostiene un gotero con líquido. Pexels. https://www.pexels.com/photo/perso n-holding-a-dropper-with-liquid-8140908/

Monstera. (2021). Mujer negra anónima con máscara de arcilla. Pexels.

Pixabay. (2017). Botella derramada de píldoras de cáp-sula amarilla. Pexels. https://www.pexels.com/photo/ spilled-bottle-of-yellow-capsule-pills-208518/

Santos, V. (2019). Mujer lavándose la cara con agua. Pexels.https://www.pexels.com/photo/woman-washing-her-face-with-water-2087954/

Shvets, A. (2020). Persona con camisa blanca de manga larga que sostiene tubo gris y amarillo. Pexels. https://www.pexels.com/photo/people-woman-hand-industry-4586856/

Shvets, A. (2020). Persona de cultivo con frotis de crema facial. Pexels. https://www.pexels.com/photo/crop-person-with-smear-of-face-cream-5217926/

Tarazevich, A. (2020). Mujer con toalla blanca en la cabeza frotándose la cara. Pexels.

· ♥ · ♥ · ♥ · ♥ · ♥ ·